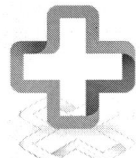

헬스케어시스템 매니지먼트

Healthcare System Management

송현종 著
(상지대학교 교수)

에듀컨텐츠·휴피아
CH Educontents Huepia

머릿말

초저출산 및 인구 고령화, 만성질환급증, 신종감염병 및 재출현 감염병의 국내 유입과 유행, 4차 산업혁명 등으로 사회환경은 급변하고 있다. 지금 우리나라가 처해있는 이와 같은 환경변화는 우리나라의 헬스케어시스템을 돌아보고 향후 지속가능한 시스템으로 발전하기 위한 과제를 찾아 해결방안을 모색하도록 요구하고 있다.

본 저서에는 저자의 그간 연구와 강의 경험을 토대로 헬스케어시스템의 구성요소별 이론, 우리나라의 현황, 참고가 될 수 있는 외국의 사례를 담았다. 이론적인 부분에 있어서는 기존의 책들과 큰 차이가 없겠으나 이 책에서는 우리나라의 현황과 외국의 사례를 최대한 최신의 정보로 업데이트하여 이 분야를 공부하는 학생들에게 도움을 주고자 하였다. 특히 2장 조직 운영 체계에서는 코로나-19와 관련한 최근 변화에 대하여 수록하였고, 4장 자원관리에서는 4차 산업혁명 등의 급속한 기술발전에 따라 이제까지 관련 서적에서 중요하게 다루지 않았던 보건의료지식 관리에 대한 내용을 추가하였다. 보건의료지식 관리에 대해서는 R&D와 신의료기술에 대한 내용을 포함하였다. 5장 서비스 제공 부분에서는 급성기 이후 의료서비스 제공에 대한 내용에 지면을 할애하여 기존 관련 서적과의 차별성을 꾀하고자 하였다. 또한 마지막 6장을 현재의 쟁점과 향후 개선 방향을 다룬 헬스케어시스템의 도전과 과제로 할당하였다. 최근 정책적으로 중요한 이슈가 되고 있는 커뮤니티케어나 의료와 장기요양 연계와 같은 주제를 정리하였다.

집필을 끝내고 보니 미흡한 부분이 많이 보여 앞으로 수정하고 보완해야 할 숙제를 받은 마음이다. 이 책에서 중요한 내용은 중복설명이 된 점에 대해서는 독자들의 이해를 구하며 이 분야 학자들께 좋은 제안을 부탁드린다.

끝으로, 이 책이 출판되기까지 물심양면으로 도움을 주신 도서출판 에듀컨텐츠휴피아의 이상열 대표를 비롯한 임직원 여러분께 감사의 말을 전한다.

2021년 8월
우산동에서
저자 **송 현 종**

목 차

Ⅰ. 헬스케어시스템에 대한 이해 ·· 3
　1. 헬스케어시스템의 개념 및 특성 ··· 3
　2. 헬스케어시스템의 구성요소 ··· 6
　3. 헬스케어시스템의 분류 ··· 11

Ⅱ. 조직 운영 체계 ·· 13
　1. 조직 편성 원리 ·· 14
　2. 우리나라 헬스케어시스템의 조직 구성 ······························ 16
　3. 공공 및 민간의료기관 ·· 29

Ⅲ. 재정관리 ·· 35
　1. 재원조달의 유형과 특성 ··· 35
　2. 재원별 특성 ··· 37
　3. 보건의료비 증가와 관리방안 ·· 40
　4. 우리나라 건강보험의 재정 및 지출 관리 ·························· 49

Ⅳ. 자원관리 ·· 71
　1. 보건의료자원의 구성 원리 ··· 71
　2. 보건의료 인력 ··· 73
　3. 보건의료 시설 ··· 87
　4. 고가 의료장비 ··· 98
　5. 지식 ··· 103

V. 서비스 제공 ·· 115
1. 서비스 제공 체계 설계의 고려사항 ··· 115
2. 건강증진 및 예방서비스 ·· 122
3. 의료서비스 ··· 134
4. 서비스의 질 관리 ··· 147

VI. 헬스케어시스템의 도전과 과제 ··· 165
1. 재정의 지속가능성 ··· 165
2. 보건의료 접근성 ··· 175
3. 지역사회 기반의 서비스 제공 ··· 185
4. 의료와 장기요양 연계 ··· 194

【 참고문헌 】 ··· 205

에듀컨텐츠·휴피아
CH Educontents·Huepia

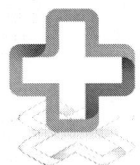

헬스케어시스템 매니지먼트

Healthcare System Management

송 현 종 著
(상지대학교 교수)

에듀컨텐츠·휴피아
CH Educontents Huepia

Ⅰ. 헬스케어시스템에 대한 이해

1. 헬스케어시스템의 개념 및 특성

　헬스케어시스템(Healthcare System)에 대하여 이해하기 위해서는 헬스케어와 시스템의 정의부터 살펴보아야 한다. 헬스케어는 우리말로 주로 보건의료라고 번역된다. 보건의료에 대한 정의는 다양하여 의료(medical care)와 공중보건(public health)을 아우르는 것으로 보기도 하고(Arah 외, 2006), 질병으로부터 건강을 유지, 보호, 치유 및 예방하는 제반 행위(대한예방의학회, 2020)라고 하기도 한다. 정의마다 표현은 다르지만 보건의료는 의료를 포함하는 보다 넓은 의미에서 건강을 관리한다는 개념에서의 큰 차이는 없다고 할 수 있다. 시스템이란 서로 연관되어 있어서 한 부분의 변화가 다른 부분의 변화를 초래하게 되는 여러 구성 요소들의 의미있는 결합을 말한다. 시스템을 단순히 요소들의 집합으로 정의하기도 하나 특정한 관계에 있는 요소들이 집합이나 특정한 속성을 가진 요소들의 집합 또는 일정한 관계를 맺는 특정한 속성을 가진 요소들의 집합만을 시스템으로 정의하는 것이 일반적이다(강명근 외, 2017).
　헬스케어시스템에 대해서 Lassey 등(1997)은 보건의료기관, 보건의료인력, 재원조달 기전, 정보시스템, 기관과 인력자원을 연계하는 조직 구조 및 보건의료 서비스를 전달하는 관리 구조로 구성되는 조합이라고 하였고, Roemer(1991)은 자원, 조직, 재정 그리고 인구 집단이나 개인에게 보건의료 서비스를 전달하는 관리과정의 종합이라고 하였다. 이러한 정의를 종합하면, 헬스케어시스템[1]은 인구집단을 대상으로 한 건강의 증진, 복원 또는 유지를 목적으로 하며 이와 관련된 조직, 인력, 활동을 포괄하는 개념으로 이해할 수 있다. 여기에는 보다 직접적인 건강증진 활동뿐만이 아니라 건강결정요인에 영향을 미치려는 노력도 포함이 된다(WHO, 2009). 따라서 건강에 영향을 미치는 다양한 요인을 고려할 때 병원이나 클리닉을 통한 보건의료서비스 제공뿐만이 아니라 가정, 교육기관, 산업장, 공공장소, 지역사회 등을 대상으로 한 다차원적인 개입과 협력도 요구된다. 또한, 헬스케어시스템의 내용과 범위, 재원과 관련해서는 법률과 규정에 의거하여 구속력을 갖는다. 따라서 정부가 관장하는 공적시스템이며 사회정책의 한 부분으로서 헬스케어시스템을 이해하는 시각도 필요하다.

헬스케어시스템은 정치적, 역사적 배경과 사회경제적 특성에 따라 국가별로 상이한 구조를 취하고 있어 일반화하기 어려운 측면도 있으나 이를 설명하는데 활용되는 이론적인 모델은 몇 가지가 있다. 본 장에서는 많이 인용되고 있는 WHO의 모형(1984)과 Roemer(1991)의 모형을 소개하였다.

WHO의 모형(1984)에서는 건강결정요인인 물리, 사회적 환경을 고려하되 보건의료체계와 농업, 산업, 교육과 같은 사회의 많은 다른 시스템 간의 밀접한 상호작용을 파악할 필요가 있음을 강조하고 있다〔그림 I-1〕. Roemer(1991)의 모형은 〔그림 1-2〕와 같다. 헬스케어시스템의 주된 목표는 인구집단의 건강상태 향상으로 이는 보건의료 필요도에 근간을 두며, 건강상태 향상을 위한 서비스 제공과 이에 필요한 자원, 경제적지원, 조직 및 관리체계로 요약되어 있다.

---

[1] 헬스케어시스템(health care system)은 헬스시스템(health system)이라는 명칭과도 혼용되어 사용되나 개념 상 차이가 없기 때문에 본 저서에는 헬스케어시스템으로 명칭을 통일하였음.

▶ I. 헬스케어시스템에 대한 이해

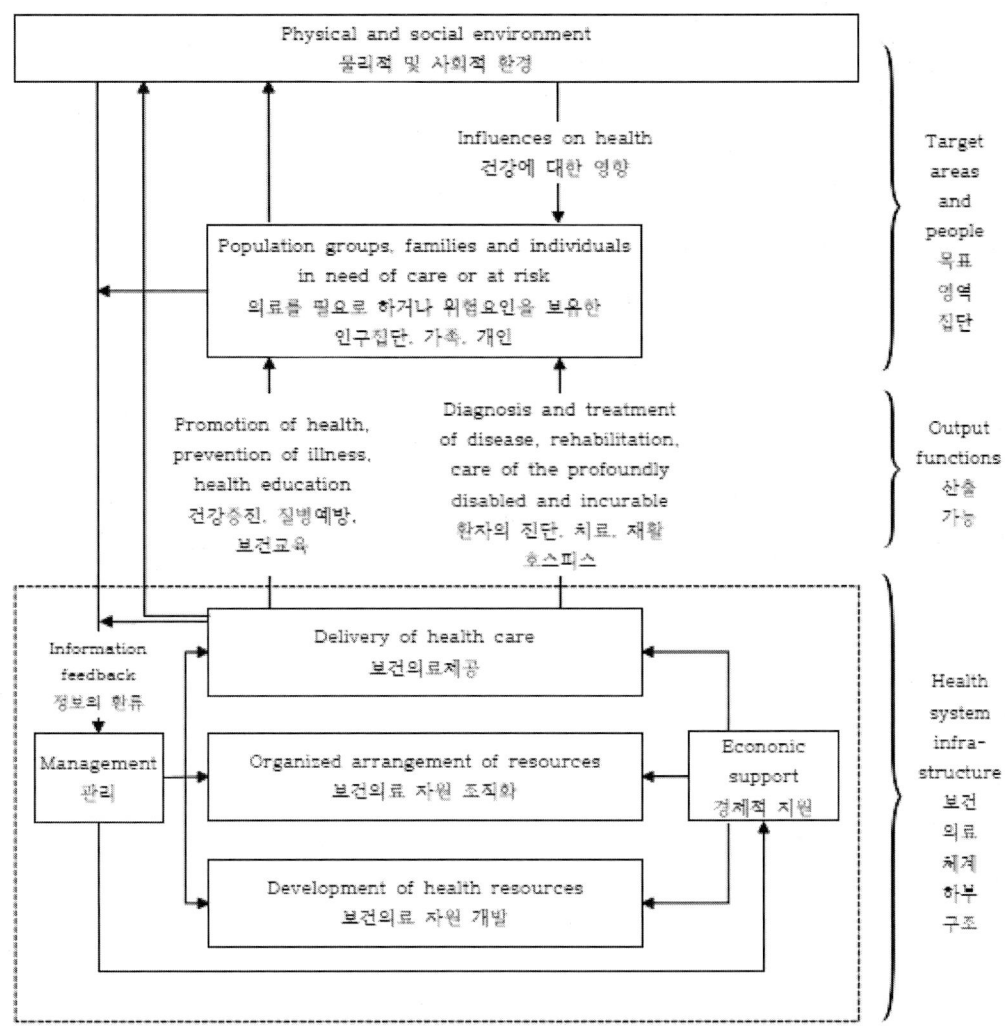

[그림 1-1] 헬스케어시스템의 구성요소

자료: WHO(1984)

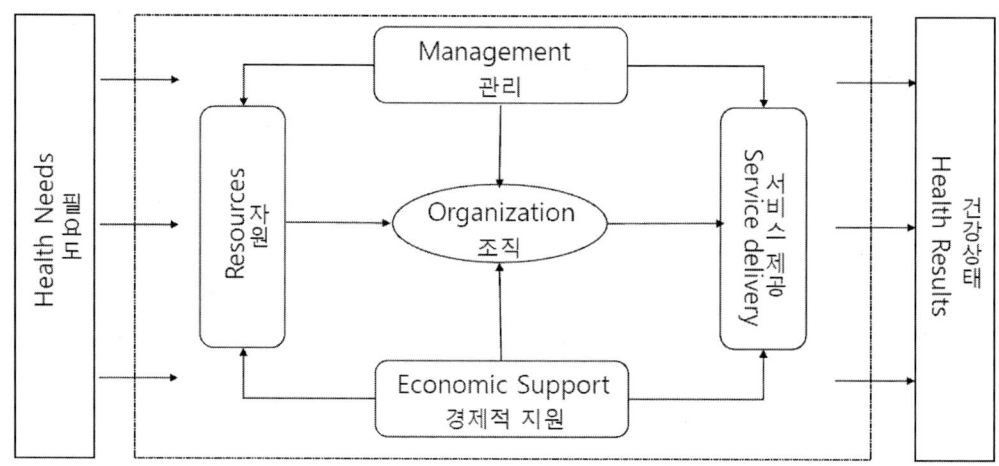

[그림 1-2] 헬스케어시스템의 구성요소와 상호관계

자료: Romer(1991)

2. 헬스케어시스템의 구성요소

헬스케어시스템을 설명하는 모형마다 전체적인 틀에는 차이가 있지만 헬스케어시스템을 규정하는 기본적인 구성요소는 보건의료 자원, 보건의료자원의 조직화, 서비스의 제공, 경제적 지원, 관리로 유사하다.

가. 보건의료 자원

인력, 시설, 장비 및 치료재료(의약품 포함), 지식(knowledge)이 자원의 주된 범주이다. 인력은 의료서비스 제공과 직접적으로 연관된 의사(일반의와 전문의), 치과의사, 간호사(방문간호 등 전문간호사 포함), 약사, 의료기사와 이외에 공중보건 관련 인력, 보건교육사, 영양사, 위생사 등의 직종이 포함되며 보건행정가와 같은 관리직 전문가도 해당된다.

이러한 인력관리에 있어서는 직종에 맞는 적합한 역할과 업무 수행에

▶ I. 헬스케어시스템에 대한 이해

필요한 교육 수련 및 자격관리가 수반되며, 지역간의 균등한 인적자원의 배분과 인력수급 정책 등과 같은 정부개입이 요구된다.

　시설은 보건의료서비스를 제공하는 물리적 기반으로서의 의미를 가지며 병원을 중심으로 한 급성기치료 및 통원서비스, 예방 서비스 중심의 보건소, 외래서비스 기반의 의원 및 클리닉, 약국 및 재활시설 등 다양한 유형의 시설이 해당된다. 시설의 위치나, 규모, 운영방식은 서비스 제공의 효과성에 영향을 주는 요소들이며, 보건의료 시설의 재원조달 방식에 따라 시설의 유형도 달라진다. 정부의 일반재정이나 건강보험 재원을 통해 운영되거나 서비스를 제공하는 의료기관이 있는가 하면 민간보험이나 개인의 사적 부담을 통해 의료서비스가 제공되는 병원도 존재한다.

　장비 및 치료재료는 의료행위와 직접적으로 연관되는 진단·검사·수술 장비 및 소모품 재료와 의지 및 보조기 등 신체 손상에 따른 기능보완과 향상에 필요한 장비 및 기구들도 포함한다. 특히, 의료기술이 진보됨에 따라 신기술과 접목된 고가의 장비와 의약품(주로 바이오의약품)이 출시되고 있고 보건의료 재정에도 영향을 주고 있어 이에 따른 관리방식의 중요성도 점차 부각되고 있다. 전통적으로 의료기술은 비용-효과성에 근거하여 건강보험의 급여 여부를 평가하는 등 정부가 재정지출의 효율성 측면에서 개입하며, 신기술 및 의약품의 안전성·유효성 평가 등 효과성이 분명하지 않은 의료기술의 시장 진입을 제한하기 위한 정부 규제도 존재한다.

　또한 중요한 자원 중의 하나가 지식(knowledge)이다. 지식은 과학적 연구를 통해 창출되며 의학의 진보에 기여하는 핵심적인 요소이다. 과학적 연구의 범위도 질병의 예방 및 치료를 목적으로 하는 생의학적 연구뿐만이 아니라 건강의 사회경제학적 결정 요인이나 건강행태를 연구하는 사회의학 및 보건의료 자원의 관리 및 배분, 보건의료 체계의 효율적 운영과 관련된 연구도 포함한다.

나. 조직

보건의료자원을 건강상태 개선을 위한 실제적인 활동으로 전환하기 위해서는 적합한 사회적 조직유형이 뒷받침되어야 한다. 인력, 시설, 장비 등 개별적인 보건의료 자원간의 효과적인 연계를 형성하고 보건의료 제공체계를 통해 개인이나 지역사회가 보건의료자원에 접근하기 위해서는 조직화가 필수적이기 때문이다. 보건의료자원의 조직화는 국가보건당국, 건강보험, 민간조직과 같은 유형을 통해 구체화 된다. 국가보건당국은 정부기관을 의미하는 것으로 보건부와 같은 중앙부처를 통해 헬스케어시스템을 관장한다. 보건부나 그에 상응하는 부처들은 다양한 활동 유형으로 구성되어 있다. 보건교육 및 건강증진, 예방서비스 및 위생관리, 병원 및 치료서비스 등과 관련된 분과조직이 구성되거나 보건의료 인력관리, 보건의료기관 관리 및 감독, 재원조달 등 헬스케어시스템 유지에 필요한 세분화된 역할을 담당하기 위해 하위조직을 구성한다. 또한 산업안전, 아동건강 등 특정 건강 문제와 관련해서는 타 부처(노동부, 교육부 등)가 관장하기도 한다.

보건의료자원 조직화의 또 다른 유형은 건강보험이다. 건강보험은 의료서비스 제공 및 구매단계(의사-환자)에서 제3자인 보험자(정부 또는 별도의 건강보험조직)가 개입하는 방식이며 대부분 사회보험 방식으로 운영된다. 공급자(의사 및 의료기관)가 환자에게 제공하는 의료행위의 비용을 보험자가 부담하고 가격과 보건의료서비스 질을 관리하는 방식으로 보건의료 자원을 조직화한다. 또는 보험자가 의료기관을 직접 소유하여 보건의료자원을 관리하는 경우도 있다. 이외 의료인 단체와 같은 민간조직을 통해서도 교육수련 등 인력자원이 관리된다.

다. 서비스의 제공

헬스케어서비스는 다양한 방식으로 분류될 수 있다. 예방, 치료, 재활 등 제공되는 서비스의 목적에 따라 분류되기도 하며, 중증질환자, 장애인 등 특정 질환 및 계층을 대상으로 제공하는 서비스 유형으로도 분류할 수도 있다. 그러나 헬스케어시스템의 전체적인 맥락에서 볼 때 인구집단의 요구나 제공되는 서비스의 복잡성에 근거하여 제공되는 서비스를 순차적으로 분류하는 것이 보다 일반적인 접근이다. 즉, 세 가지 유형으로 1차의료, 2차의료, 3차의료로 구성할 수 있다.

순차적인 개념으로 볼 때 1차의료는 헬스케어서비스를 제공하는데 있어 첫 번째 관문으로 개인 및 지역사회를 대상으로 한 보편적 접근과 질병 예방 중심의 서비스 제공을 상대적으로 중시한다. 2차와 3차의료는 전문의가 제공하는 전문화된 서비스를 제공하는 영역이다. 이러한 서비스 제공 유형은 개업의와 같은 의사 개인이 제공하거나 아니면 병원과 같이 다양한 의료자원이 조직화 되어 있는 시설을 통해 제공된다. 2차와 3차의료는 병원 중심의 서비스 제공이며, 2차의료는 서비스 제공의 복잡성 등을 고려할 때 1차의료와 3차의료의 중간 수준에 해당된다. 또한, 3차 의료는 대형병원 중심의 서비스 제공이라는 특성이 있다.

이러한 서비스 제공 방식은 환자의 필요도와 지속적인 건강관리 관점에서 보았을 때 상호간의 유기적인 관계망을 형성하는 것이 핵심이 된다. 따라서 헬스케어서비스 전달체계로서의 의미를 갖는다. 환자의 의뢰 및 회송 등 1차의료에서 2차 및 3차로 이어지거나 다시 낮은 단계로 연계되어 지역사회로 복귀하는 일련의 과정에서 보건의료자원의 적합한 배치 등

효율적인 자원운영이 담보되어야 한다.

라. 경제적 지원

어떤 사회든 마찬가지이나 앞서 기술한 보건의료자원과 헬스케어서비스 제공은 경제적 지원을 필요로 한다. 경제적 지원은 헬스케어서비스 유지 및 제공을 위한 재원조달으로서의 의미를 갖는다. 인구집단의 요구에 근거한 헬스케어서비스에 대한 지불 능력은 개개인의 소득에 의존하며 모든 국가들이 헬스케어서비스 재원조달을 위한 특정 메카니즘을 고안해 왔다. 경제적 지원의 출처를 범주화하면 공공재정(정부 부처와 건강보험 프로그램 포함) 사업주를 통한 재원조달, 자선적인 기부금, 개인이나 가족의 사적부담, 민영보험, 지역사회 기여 등이 있다.

이러한 재원조달의 방식은 국가마다 다르다. 일부에서는 민영보험이나 개인의 사적부담이 재원의 주요 공급원일 수 있으며 다른 곳에서는 공공재정이 주요 재원일 수 있다. 공공재정의 경우 건강보험 운영관 연관된 소요 재원으로도 쓰인다.

마. 관리

관리(management)는 헬스케어시스템이 적합한 기능을 유지하기 위해 필요한 전반적인 행정과 운영방식을 의미한다. 한 국가의 헬스케어시스템 관리 형태는 역사나 문화, 사회적 가치에 의존하며 정부의 권한 구조(중앙집권 또는 분권화)에 따라 달라질 수 있다.

헬스케어시스템의 관리는 기획, 행정적 관리, 규제, 입법 네 가지로 분류할 수 있다. 기획은 중앙에서 전국적인 차원에서 이루어진다. 관리는 행정적 측면과 관리적 측면이 섞여 있다. 여기에는 조직, 인적구성, 예산 편성, 감독, 자문, 협력, 평가 등이 포함된다. 규제는 보건의료서비스 안전성 및 보건의료인력 등에 관한 규제가 대표적이다. 입법은 인력 및 자원개발 등 보건의료 관련 법안 제·개정을 포함한다.

3. 헬스케어시스템의 분류

헬스케어시스템의 구성요소들의 조합을 통하여 각 국가의 헬스케어시스템의 성격을 규정할 수 있다. 헬스케어시스템의 성격을 규정하는 데는 각 국가의 역사적 배경, 문화 등이 영향을 주지만 가장 중요한 것은 정부가 헬스케어시스템에 개입하는 정도이다. 정부의 개입이 많다는 것은 시장의 보이지 않는 손이나 자유거래 대신 정부의 기획을 통해 자원을 배분하는 한다는 것을 의미하며, 개인의 재원 대신 집단에서 재원을 조달한다는 것이다. Roemer(1991)는 정부의 개입정도에 따라 자유기업형, 복지지향형, 보편주의형, 사회주의형으로 구분하였다. 자유기업형은 자유방임형체제로서 정부의 역할은 제한적이다. 복지지향형에서는 정부의 의료재정에 대한 개입이 상대적으로 많으며 대부분의 의료서비스가 정부의 재정을 사용하여 공급된다. 그러나 민간 의료시장이 상당수 존재한다. 보편주의형은 정부가 시장에 광범위하게 개입하며 의료서비스의 재정과 제공 두 가지 모두에 적극적으로 개입한다. 현재 사회주의형은 사회주의 국가의 붕괴 이후 전 세계적으로 상당수 사라졌다고 할 수 있다.

<표 Ⅰ-1> 헬스케어시스템의 유형

경제적 수준	보건의료시장에 대한 정부의 개입 정도		
	자유기업형	복지지향형	보편주의형
산업화 선진국	미국	한국, 독일, 일본, 캐나다	영국, 뉴질랜드, 노르웨에
개발도상국	태국, 필리핀, 남아프리카공화국	브라질, 이집트, 말레이지아	니카라과

자료: Roemer(1991) 재구성

Ⅱ. 조직 운영 체계

　보건의료는 기본권의 영역이며 시장실패가 발생하는 대표적인 영역이다. 정부 개입이 필수적이며 보건의료는 국가 및 지방자치단체의 책임으로 규정하고 있다. 국가 및 지방자치단체 책임과 관련해 우리나라는 보건의료기본법(제14조)에 관련 내용을 다음과 같이 규정하고 있다. ① 국가와 지방자치단체는 국민건강의 보호·증진을 위하여 필요한 법적·제도적 장치를 마련하고 이에 필요한 재원을 확보하도록 노력하여야 한다. ② 국가와 지방자치단체는 모든 국민의 기본적인 보건의료 수요를 형평에 맞게 충족시킬 수 있도록 노력하여야 한다. ③ 국가와 지방자치단체는 식품, 의약품, 의료기기 및 화장품 등 건강 관련 물품이나 건강 관련 활동으로부터 발생할 수 있는 위해(危害)를 방지하고, 각종 국민건강 위해 요인으로부터 국민의 건강을 보호하기 위한 시책을 강구하도록 노력하여야 한다. ④ 국가와 지방자치단체는 민간이 행하는 보건의료에 대하여 보건의료 시책상 필요하다고 인정하면 행정적·재정적 지원을 할 수 있다.
　공공부문의 조직체계는 크게 중앙보건행정조직과 지방보건행정조직으로 구분할 수 있으며, 의료보장과 관련해서는 별도의 운영방식이 적용된다.

1. 조직 편성 원리

가. 전문화 원리

전문화 또는 분업이란 업무를 특성별로 구분하여 각 구성원들에게 가능한 한 동일한 업무를 분담시키는 것을 말한다. 전문화는 업무의 전문화와 사람의 전문화로 나눈다. 업무의 전문화는 업무를 기능적으로 세분화하여 단순화시키는 것이며, 사람의 전문화는 교육 및 훈련을 통해 전문가를 만들어 분업화시키는 것이다. 전문화의 장점은 목표달성을 위한 능률적 수단으로 작용하여 업무를 능률적으로 수행할 수 있고 업무를 세분화함으로써 업무를 습득하는데 걸리는 시간을 단축시킬 수 있다. 그러나 전문화는 정형화된 업무를 반복시켜 일에 대한 흥미를 잃게 하고 고도로 전문화된 대규모 조직일수록 구성원은 소외감을 느낀다.

나. 조정의 원리

조정이란 공동의 목표를 달성하기 위하여 한 조직간에 노력의 통일을 기하고 위한 과정이다. 행정조직이 고도로 전문화 및 복잡화됨에 따라 각 부처간의 권한을 고집하거나 다른 부처의 간섭을 배제하려는 경향과 경쟁 또는 서로 충돌하는 업무가 증가되면서 조정이 어려워지고 있다. 조정은 행정의 전체적인 통일성을 확보하고 개별적 능률을 조직 전체의 능률로 재편하며 조직의 통합을 위해 중요하다. 조정의 방법에는 권한과 책임의 명확화, 회의 및 위원회 활동, 권위·리더십·계층제 활용, 목표에 의한 조정, 업무절차의 정형화 및 조정기구에 의한 조정, 자율적인 자기조정, 계획에 의한 조정, 환류에 의한 조정 등이 있다.

다. 계층제의 원리

계층제의 원리는 권한과 책임의 정도에 따라 직무를 등급화하여 계층간의 직무상 지휘 감독관계에 있게 하는 것을 의미한다. 계층제의 원리 하에서 대규모 조직의 구조는 피라미드 모형의 계층체계를 형성해야 한다. 계층제의 원리에서 고려해야 할 사항은 협동, 책임과 권한의 명료화, 계층의 간소화, 스텝 조직을 위한 권한의 계층 등이다. 일반적으로 계층 수준이 높을수록 주요 정책이나 장기계획, 비정형적 업무를 다루게 되며 계층 수준이 낮을수록 정형적 업무나 구체적인 운영에 중점을 두게 된다. 또한 계층의 수가 많아지면 의사소통의 왜곡과 지연, 인간관계 및 사기의 저하 등 관료제의 병폐를 초래하기 쉽다.

라. 통솔범위의 원리

계층제 원리에서 파생된 것으로 한 사람의 상급관리자가 몇 사람의 하급관리자를 적절하게 직접 감독할 수 있는가에 대한 원리이다. 적정 인원수는 조직의 사정에 따라 신축성있게 고려되어야 하며, 직무의 특성, 시간 및 공간, 관리자의 교육·경험·지식, 관리자의 통솔계층 등의 요인을 고려하여야 한다. 통솔범위는 상부로 갈수록 좁아지고 하부로 갈수록 넓어진다. 또한 계층의 수를 늘리면 통솔범위는 상대적으로 좁아지고 계층의 수를 줄이면 통솔범위는 더욱 넓어진다.

마. 명령통일의 원리

조직의 공동목표와 조직의 질서를 위하여 한 사람의 하급관리자는 오직한 사람의 직속 상급관리자로부터 지시와 명령을 받아야 한다는 원리이다. 이는 이중 명령의 폐해를 막아 조직의 안정성을 유지하려는 것이다. 명령통일의 원리는 조직 구성원으로 하여금 누구에게 보고하여야 하며, 누구로부터 보고를 받는가를 명백하게 함으로써 지위의 안정감을 갖게 한다.

바. 의무/책임/권한의 원리

조직 구성원이 직무를 수행하기 위해 직무의 상호관계를 명백하게 하는 원리이다. 즉, 직무의 분담에 관한 책임과 그 직무를 수행하는데 필요한 일정한 권한이 부여되어야 한다는 것을 의미한다.

2. 우리나라 헬스케어시스템의 조직 구성

가. 중앙보건행정조직

보건의료를 관장하는 주된 중앙행정기관은 보건복지부이다. 정부조직법(제38조)에서 보건복지부장관은 생활보호·자활지원·사회보장·아동(영·유아 보육을 포함한다)·노인·장애인·보건위생·의정(醫政) 및 약정(藥政)에 관한 사무를 관장한다고 규정하고 있다. 중앙보건행정조직은 새 정부가 출범할 때마다 정부조직법의 개정에 맞물려 개편이 있어 왔다. 1948년 정부 수립 시에는 보건후생업무와 주택업무까지 맡은 사회부에 소속되어 있다가 1949년에 보건부로 독립하였고, 1955년에 보건부와 사회부가 보건사회부로 통합되었다. 1961년 군사정부에는 군사원호청이 신설되어 원호국이 폐지되었고 1980년 5공화국 정부에서는 환경청이 신설되었다.

▶ Ⅱ. 조직 운영 체계

1994년 문민정부에서는 보건복지부로 부처 명칭이 변경되었으며 한방과 장애인국이 신설되었다. 1998년 국민의 정부에서는 식품의약품안전청이 신설되고 2003년 참여정부에서는 국립보건원이 질병관리본부로 확대 개편되었다. 2008년 종전의 보건복지부, 국가청소년위원회, 여성가족부의 가족 및 보육업무, 기획예산처의 양극화 민생대책본부를 통합하여 보건복지가족부로 확대개편되었다가 2010년 청소년, 가족업무를 여성부로 넘기고 다시 보건복지부로 명칭이 변경되었다.

2021년 현재 보건복지부 조직구성은 장관 및 2차관 체계이다. 제1차관 산하에는 3실(기획조정실, 사회복지정책실, 인구정책실), 9관(정책기획관, 국제협력관, 비상안전기획관, 복지정책관, 복지행정지원관, 사회서비스정책관, 인구아동정책관, 노인정책관, 보육정책관), 3국(장애인정책국, 연금정책국, 사회보장위원회사무국) 및 하부조직으로 35과가 있다.

제2차관 산하에는 1실(보건의료정책실), 6관(보건의료정책관, 공공보건정책관, 한의약정책관, 의료보장심의관, 정신건강정책관, 첨단의료기술지원관), 3국(건강보험정책국, 건강정책국, 보건산업정책국) 및 30과가 있다. 보건의료 관련 정책 사항은 이와 같이 제2차관이 소관이다.

보건복지부 소속기관은 질병관리청, 국립재활원, 국립나주병원, 국립부곡병원, 국립춘천병원, 국립공주병원, 국립마산병원, 국립목표병원, 국립소록도병원, 국립정신건강센터, 오송생명과학단지지원센터, 국립망향의동산관리원, 건강보험분쟁조정위원회사무국으로 총 13개 기관이며, 유관기관 및 단체는 국립암센터, 국립중앙의료원, 국민건강보험공단, 건강보험심사평가원, 국민연금공단, 대한적십자사 등 총 26개 기관이다.

보건복지부 예산은 일반회계와 3개 특별회계(농어촌구조개선, 국가균형발전, 책임운영기관) 및 3개 기금(국민건강증진기금, 국민연금기금, 응급의료기금)으로 구성된다. 보건복지부 소관 2021년도 총수입은 73조 4,176억원으로 전년 추경예산 대비 1조 8,100억원(2.5%) 증가한 규모다. 회계·기금별로는 일반회계 5,154억원, 농어촌구조개선특별회계 8억원, 책임운영기관특별회계 537억원, 국민건강증진기금 3조 1,049억원, 응급의료기금 230억원, 국민연금기금 69조 7,207억원이다(국회예산정책처, 2020). 전체 수입 중 일반회계 및 특별회계의 비중은 0.8% 수준이며 기금이 대부분으로 99.2%를 차지한다. 기금 중 국민연금이 차지하는 비중은 95%에 이른다. 보건복지부 예산은 일반회계나 특별회계 보다는 기금이 주된 수입원이라는 것을 알 수 있다.

▶ Ⅱ. 조직 운영 체계

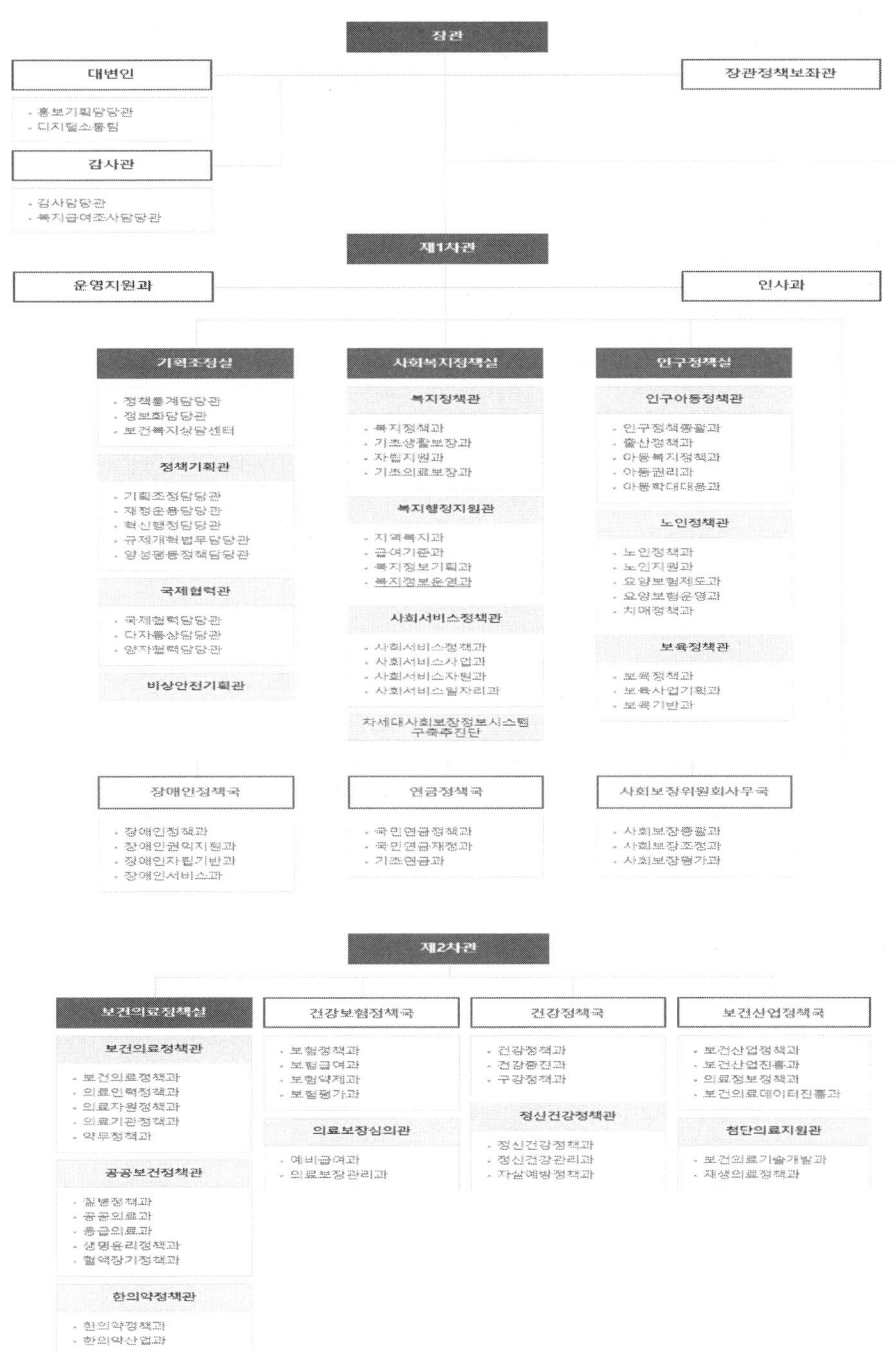

[그림 Ⅱ-1] 보건복지부 조직도
자료: 보건복지부 홈페이지

한편, 보건의료를 관장하는 중앙부처는 보건복지부만은 아니다. 의약품 및 의료기기의 인·허가 업무는 식품의약품안전처가 담당한다.

나. 지방보건행정조직

지방보건행정조직은 우리나라 행정체계 따라 광역자치단체(시·도) 및 기초자치단체(시·군·구)보건행정조직으로 구분할 수 있다.

1) 광역자치단체 보건행정조직

광역자치단체 보건행정조직은 보건복지부와 기초자치단체 보건행정조직을 연결하는 중간 조직이다. 서울특별시의 경우 보건행정 관련 주무부처는 시민건강국이다. 시립병원운영, 감염병관리, 건강증진 등 보건의료 관련 업무를 담당하며 식품정책과 동물보호도 소관 업무이다. 경기도는 보건건강국, 강원도는 보건복지여성국 등 광역자치단체별로 보건행정을 담당하는 부서의 명칭, 조직의 크기, 구성, 업무내용에 차이가 있다.

2) 기초자치단체 보건행정조직

기초자치단체(시·군·구)에서 제공되는 지역보건의료서비스는 지역주민의 건강을 증진하고 질병을 예방·관리하는 것을 목표로 하며 기초자치단체는 지역보건의료서비스의 지원 및 관리책무를 가진다. 이러한 지역보건의료서비스는 지역보건의료기관이 제공하는 것을 의미하며 「지역보건법」에서 규정하는 지역보건의료기관은 보건소, 보건의료원, 보건지소 및 건강생활지원센터를 의미한다. 또한, 「농어촌 등 보건의료를 위한 특별조치법」에 근거하여 보건의료 취약지역에는 보건진료소를 설치·운영할 수 있다.

가) 시·군·구 보건행정조직

시·군·구에 설치된 보건행정조직의 핵심은 보건소이다. 보건소는 지역주민의 건강을 증진하고 질병을 예방·관리하기 위하여 지방자치단체 조례로 보건소를 설치하며, 전국의 시·군·구별로 1개소씩 설치한다. 다만, 지역주민의 보건의료를 위하여 특히 필요하다고 인정하는 경우에는 필요한 지역에 보건소를 설치 운영할 수 있으며, 이 경우 행정안전부장관은 보건복지부장관과 미리 협의하여야 한다.

보건소 중 「의료법」에서 규정하고 있는 병원의 요건을 갖춘 보건소는 보건의료원이라는 명칭을 가질 수 있다. 현재 의료취약지역 중 15개 군(경기도 연천군, 강원도 평창군, 강원도 화천군, 충청남도 청양군, 충청남도 태안군, 전라북도 무주군, 전라북도 순창군, 전라북도 임실군, 전라북도 장수군, 전라남도 곡성군, 전라남도 구례군, 전라남도 완도군, 경상북도 울릉군, 경상북도 청송군, 경상남도 산청군)에 설치되어 있다. 2018년 12월 기준으로 보건의료원을 포함하여 보건소는 전국에 254개가 설치되어 있다.

보건소의 기능 및 업무는 「지역보건법」 제11조, 동법 시행령 제9조 및 시행규칙 제3조에 규정되어 있다. 지역주민을 대상을 하는 지역보건의료서비스로는 국민건강증진·구강보건·영양관리사업·보건교육, 감염병 예방 및 관리, 모성과 영유아 및 여성·노인·장애인의 건강유지·증진, 정신건강증진, 지역주민에 대한 진료(일반진료, 치과진료, 한방진료), 건강검진 및 만성질환 등의 질병관리를 포함한다. 이외 보건의료인 및 보건의료기관 등에 대한 지도·관리도 보건소의 업무 범위이다.

보건소 업무는 지방자치단체장의 지휘·감독을 받아 운영하며 내부조직과 분담업무는 보건소 직제규정과 사무분장 규칙인 지방자치단체의 자치법규에 의하여 분장 된다. 따라서, 시·군·구 지방자치단체마다 그 내용이 일부 다르게 운영되고 있다.

　보건소를 포함한 지역보건의료기관의 조직 기준은 행정안전부장관 소관 사항으로 해당 시·군·구의 인구규모, 지역특성, 보건의료 수요 등을 고려하여야 하고, 다른 지방자치단체와의 균형을 유지하여 합리적으로 정하여야 하며, 보건복지부장관과 협의하여야 한다. 지역보건의료기관의 기능과 업무량이 변경될 경우에는 그에 따라 지역보건의료기관의 조직과 정원도 조정하여야 한다. 보건복지부 소관 부처는 건강정책국으로 보건소, 보건지소, 보건진료소 관련 제도 수립 및 운영, 공중보건의사, 보건진료원 관련 제도의 수립 및 운영 업무를 담당한다.

　나) 읍·면 보건행정조직

　보건지소는 보건소의 업무수행을 위하여 필요하다고 인정하는 경우에는 해당 지방자치단체의 조례로 보건소의 지소를 설치할 수 있다. 보건지소는 읍·면마다 1개씩 설치 할 수 있는데 보건소가 설치된 읍·면은 제외한다. 다만, 지역주민의 보건의료를 위하여 특별히 필요하다고 인정되는 경우에는 필요한 지역에 보건지소를 설치·운영하거나 여러 개의 보건지소를 통합하여 설치·운영할 수 있다. 한편, 건강생활지원센터는 보건소의 업무 중에서 특별히 지역주민의 만성질환 예방 및 건강한 생활습관 형성을 지원하는 목적으로 해당 지방자치단체의 조례로 설치할 수 있다. 읍·면·동마다 1개씩 설치할 수 있다. 보건지소는 2018년 12월 기준으로 전국에 1,338개 설치되어 있다.

　다) 보건진료소

　보건진료소는 농어촌 보건의료를 위한 특별조치법에 의하여 농어촌 의료취약지역 보건의료서비스 이용의 접근성을 높이고 포괄적인 일차보건의료서비스 제공을 통한 주민의 건강수준을 향상시키기 위하여 의사가 배치되어 있지 않은 벽·오지 의료취약지역에 설치되어 있다. 보건진료소에는 일정한 직무교육을 마친 보건간호사가 보건진료원으로 배치되어 경미한 진료 및 보건활동을 수행하고 있다. 2018년 12월 기준 전국에 1,904개의 보건진료소가 설치·운영되고 있다.

다. 의료보장 관리운영 조직

1) 건강보험

우리나라는 사회보험방식의 의료보장을 시행하는 국가이다. 2019년 현재 건강보험의 적용인구는 51,391천명으로 전체 인구의 97.2%를 포괄하고 있다. 건강보험은 보건복지부가 관장하며, 보건복지부 유관기관인 국민건강보험공단과 건강보험심사평가원이 건강보험 관련 업무를 위임받아 수행하는 구조이다.

우리나라 건강보험은 2000년 이전에는 지역이나 직종 등에 따른 다수의 보험자 조직(직장/지역/공무원·교직원 조합)을 근간으로 운영되었으나 2000년 현재의 국민건강보험으로 통합하여 단일보험자 체계로 운영되고 있다. 건강보험의 보험자는 국민건강보험공단이며(「국민건강보험법」 제13조) 가입자 및 피부양자의 자격관리, 보험료의 부과 및 징수, 보험급여의 관리, 보험급여 비용의 지급이 주요 업무이다.

건강보험심사평가원은 요양급여비용을 심사하고 요양급여의 적정성을 평가하기 위해 설립된 기관이다. 의료기관이 청구하는 요양급여 비용에 대한 심사기준과 평가기준 개발도 건강보험심사평가원의 주요 업무 범위에 속한다.

건강보험의 운영 및 의사결정체계를 요약하면 <그림 2-2>와 같다. 첫째 건강보험 재원조달과 관련해서는 보험료와 정부지원으로 나누어지는데 보험료는 보험자인 국민건강보험공단이 가입자인 국민에게 보험료 부과기준에 근거하여 부과하는 금액이다. 또한 건강보험의 정부보조금(국고지원예산)은 국회의 심의·의결 사항이며 건강보험료 예상수입의 20%를 정부가 부담하도록 법으로 정하고 있다. 둘째, 의료공급자인 의료기관은 가입자에게 의료서비스를 제공하고 이에 따른 진료비를 건강보험심사평가원에 청구 한다. 건강보험심사평가원은 급여기준 및 심사기준에 근거하여 진료비 청구 비용의 적정성을 판단하며 심사결정된 금액은 국민건강보험공단이 지급한다. 셋째, 의료공급자와 수가계약은 건강보험공단이 담당한다. 수가는 의료행위에 대한 가격을 의미하며 매년 의료공급자단체들과 수가계약을 체결한다. 만약, 수가 계약이 결렬되면 최종 결정은 보건복지부가 한다. 보건복지부 산하 위원회인 건강보험정책심의위원회(위원장: 보건복지부 차관)는 건강보험운영에 관한 심의·의결 권한이 있는 최종의사결정기구이다. 주요 심의·의결 사항은 요양급여의 기준 및 비용, 직장 및 지역가입자의 보험료, 건강보험종합계획 및 시행계획에 관한 사항(심의에 한정하), 그 밖에 건강보험에 관한 주요 사항이다. 건강보험 운영에 필요한 대부분의 사항을 건강보험정책심의위원회에서 결정을 한다.

인적 구성은 이해관계를 달리하는 공급자, 가입자, 공익을 대표하는 사람들로 구성되며 균형 있는 의사결정을 위해 동수로 배정한다.

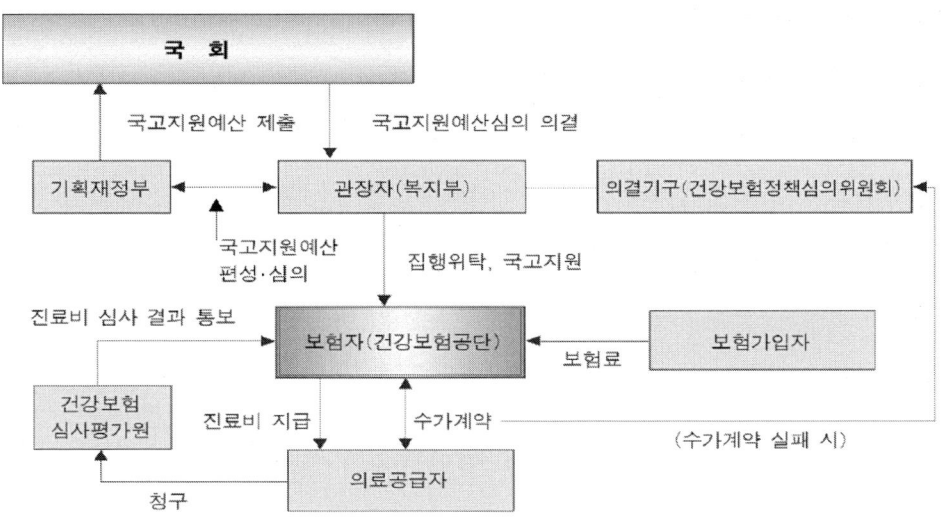

[그림 Ⅱ-2] 건강보험 운영조직 및 의사결정체계
자료: 국민건강보험공단

2) 의료급여

의료급여제도는 생활유지능력이 없거나 생활이 어려운 저소득 국민의 의료문제를 국가가 보장하는 공공부조제도이다. 건강보험과 함께 국민 의료보장의 중요한 수단이 되는 사회보장제도로서 2019년 기준 적용 대상자는 1,489천명으로 전체인구인 2.8%에 해당된다.

현행 의료급여제도는 법정보장기관인 시·군·구를 비롯하여 보건복지부, 건강보험심사평가원, 국민건강보험공단 등 다양한 주체에 의해 관리·운영되고 있다.

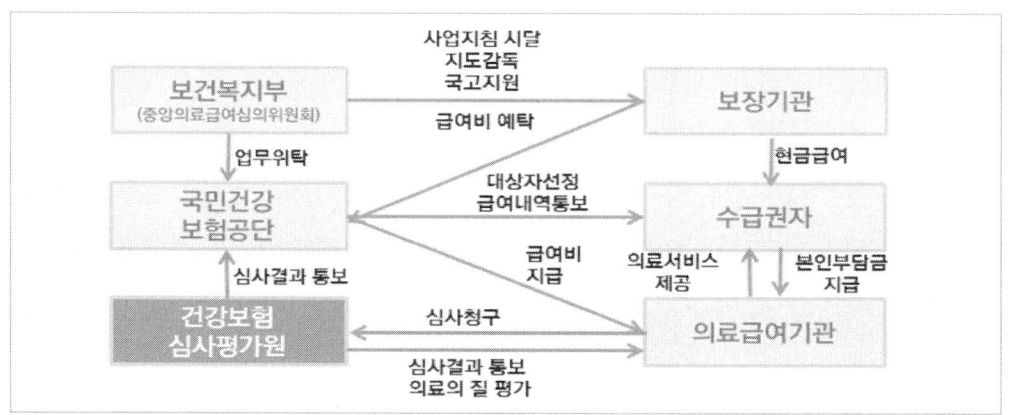

[그림 Ⅱ-3] 의료급여 관리체계의 주체 및 역할

자료: 의료급여사업안내

의료급여에 관한 업무는 의료급여법 제5조에 따라 보장기관이 수행한다. 수급권자의 거주지를 관할하는 특별시장·광역시장·도지사·특별자치시장·특별자치도지사와 시장(특별자치도의 행정시장은 제외)·군수·구청장이 해당된다.

여기서 주거가 일정한 수급자의 경우 수급자의 주민등록상의 거주지를 관할하는 시장·군수·구청장이 행하며, 주거가 일정하지 않은 수급자의 경우는 본인이 실제 거주하는 지역을 관할하는 시장·군수·구청장이 행한다. 사회복지시설 입소자의 경우 사회복지시설을 실제 관리하는 시장·군수·구청장이 행한다.

시·군·구 조직내에 사회복지과 등의 부서를 두고 의료급여의 수급자 선정 및 자격관리, 진료비 사후관리 등의 업무를 수행한다. 또한 시장·군수·구청장의 업무 중 수급자의 관리, 급여비용의 심사·조정, 의료급여의 적정성 평가, 급여 대상 여부의 확인 및 급여비용의 지급 업무 등 의료급여에 관한 업무 중 그 일부를 관계 전문기관에 위탁할 수 있으며, 업무위탁에 드는 비용은 보건복지부장관이 정하는 바에 따라 기금에서 부담을 한다.

위탁업무를 수행하는 기관 중 건강보험심사평가원은 급여비용(건강검진 비용 포함)의 심사·조정, 의료급여(건강검진 포함)의 적정성 평가, 의료급여비용 심사 및 평가기준의 설정이 주요 업무이다. 국민건강보험공단은 급여비용의 지급 및 급여비용의 지급 보류, 건강검진의 실시 및 그 결과의 관리, 의료급여의 제한에 필요한 실태조사 및 자료수집, 이외 정보시스템의 구축 또는 운영이 주요 업무이다.

또한, 의료급여사업의 실시에 관한 사항을 심의·의결하기 위하여 보건복지부, 시·도 및 시·군·구에 각각 의료급여심의위원회를 둔다(「의료급여법」 제6조).

보건복지부의 중앙의료급여심의위원회는 의료급여사업의 기본방향 및 대책 수립에 관한 사항, 의료급여의 기준 및 수가에 관한 사항, 그 밖에 보건복지부장관 또는 위원장이 부의하는 사항을 심의한다. 위원장(보건복지부 차관)을 포함하여 15명 이내의 위원으로 구성하며, 공익, 의약계 및 사회복지계를 대표하는 사람과 관계 행정기관 소속의 3급 이상 공무원이 참여한다.

시·도 의료급여심의위원회는 「의료급여법」 제 25조의 규정에 의한 의료급여기금의 관리·운영에 관한 주요사항, 시·군·구의 의료급여사업의 조정에 관한 사항, 그 밖에 의료급여사업과 관련하여 시·도지사가 필요하다고 인정하는 회의에 부치는 사항을 심의하고, 시·군·구 의료급여심의위원회는 법 제24조에 따른 대지급금 및 부당이익금 등의 결손처분에 관한 사항, 의료급여일수의 연장승인에 관한 사항, 그 밖에 의료급여사업과 관련하여 시장·군수·구청장이 필요하다고 인정하여 회의에 부치는 사항 등에 관하여 심의한다. 의료급여 제도 운영에 있어 각 관리주체별 담당 업무는 <그림 2-4>와 같다.

◆ 헬스케어시스템 매니지먼트 ◆

구 분	담당부서	업무처리 내용
1. 대상자선정	시·군·구	● 통합조사관리팀의 자산조사 등을 거쳐 국민기초생활보장 수급자 선정되면 의료급여 자격 취득 ● 타법지원 대상자는 해당부처의 통보 또는 민원인 신청을 받아 수급자로 선정 ● 행려환자는 병·의원의 신청을 받아 수급자로 선정
2. 건보공단 자료전송	시·군·구	● 수급자의 자격정보를 건강보험공단으로 전송 * 수급자 병의원 이용 시 건보공단 자료로 자격확인
3. 급여실시	병의원, 약국 등	● 진료 전 의료급여 자격관리시스템*을 통한 자격확인 - 종별구분, 본인부담여부, 선택의료급여기관 적용여부 등 ● 진찰·검사 등 의료급여 실시 - 수급자 본인부담금 납부(건강생활유지비 지급 대상자는 잔액에서 차감 후 부족한 금액은 수급자 직접 납부) ● 진료 후 자격관리시스템을 통해 건보공단에 급여일수, 진료유형(입원, 외래) 등 전송 * 건강보험공단에서 진료확인번호 부여
4. 비용심사	병의원 등, 심사평가원	● 병의원등 : 심사평가원에 비용심사 청구 - 진료확인번호 기재 - 의료급여비용 청구가능일로부터 3년 이내 청구 가능 ● 심사평가원 : 심사를 거쳐 의료급여비용 확정·통보 (병의원 및 건강보험공단)
5. 비용지급	건보공단	● 병의원에 의료급여비용 지급(심사평가원 통보금액)
6. 사후관리	복지부, 시·군·구, 건보공단, 심사평가원	● 보건복지부 - 정책수립, 지도 감독 및 행정처분 등 ● 시·군·구 - 전·출입, 사망 등 수급자 관리 - 확인조사 및 수시조사 실시 - 의료기관 과다 이용자 사례관리 등 - 부정수급자 관리 및 부당이득금 징수 등 ● 국민건강보험공단 - 부적정 수급 의심재(급여제한 대상 등) 발췌 - 시군구에 내역 제공 및 부정수급 조사 등 ● 건강보험심사평가원 - 의료급여기관 청구진료비 심사 - 병의원 허위·부당청구 현지조사 지원 등

[그림 Ⅱ-4] 의료급여 시행절차 및 담당기관 업무

자료: 의료급여사업안내

3. 공공 및 민간의료기관

가. 공공보건의료기관

공공의료기관은 국가나 지방자치단체에 의하여 설립 운영되는 국·공립 병원을 말하며 이를 통하여 정부는 보건의료서비스를 국민에게 직접 제공한다. 이와 같은 공공의료기관 설립의 근거 법령과 담당 부처도 서로 다르다. 2018년 기준 공공의료기관은 총 224개, 공공보건기관은 총 3,496개이며, 이들 기관의 소관 부처는 보건복지부 외에도 보훈처, 행정안전부, 법무부, 국방부, 노동부, 교육부, 국토해양부, 미래창조과학부로 다양화되어 있다. 공공의료기관 중 국립경찰병원의 소관부처는 행정안전부이며, 국립법무병원은 법무부 국립교통재활병원은 국토해양부 서울대학교(치과)병원 및 국립대학교병원(치과, 한방 포함)은 교육부 소관이다. 이외 근로복지공단병원은 노동부, 한국원자력의학원(원자력병원)은 과학기술정보통신부(이전 미래창조과학부)소관이다. 지자체의 경우 지방의료원과 지방의료분원, 도립재활병원은 소관부처가 보건복지부이다.

공공의료기관의 운영주체별로는 정부부처의 형태를 지닌 병원, 공사형태를 지닌 병원과 정부투자기관 산하의 특수병원 형태를 지닌 병원이 있다. 정부부처의 조직형태를 지닌 공공의료기관에는 국립중앙의료원, 군보건의료원, 정신병원, 결핵병원, 한센병원 등 보건복지부 산하 병원과 경찰청 산하의 경찰병원 등이 속한다.

공사 형태의 병원들은 1980년대 들어서 정부기관 민영화 방침에 의해 시·도립 병원들이 지방공사로 전환됨에 따라 지방의료원으로 개편되었다. 특수법인 형태의 공공의료기관들은 보훈병원, 원자력병원, 근로복지공단의 산재의료원, 서울대학교병원이다.

제공되는 의료서비스의 종류나 대상자에 따라 일반병원과 특수병원으로 나눌 수 있는데 한센병원, 결핵병원, 정신병원, 재활병원 등과 경찰병원, 군병원, 산재병원, 보훈병원이 해당된다.

▶ Ⅱ. 조직 운영 체계

<표 Ⅱ-1> 설립형태별 공공의료기관 현황(2018년 기준)

설립형태		근거법령	소관부처	보건의료기관	비고
중앙	국립 (32)	보건복지부와 그 소속기관 직제	복지부	국립재활원, 국립정신병원(6) 국립결핵병원(2), 국립소록도병원	공공 의료 기관 (224)
		경찰청과 그 소속기관 직제	행안부	국립경찰병원	
		법무부와 그 소속기관 직제	법무부	국립법무병원	
		국군의무사령부령	국방부	국군수도병원 등(20)	
		자동차손해배상보장법	국토부	국립교통재활병원(1)	
	특수 법인 (49)	국민건강보험법	복지부	국민건강보험공단 일산병원	
		국립중앙의료원의 설립 및 운영에 관한 법률	복지부	국립중앙의료원	
		암관리법	복지부	국립암센터	
		대한적십자조직법	복지부	적십자병원(6)	
		산업재해보상보험법	노동부	근로복지공단병원(10)	
		한국보훈복지공단법	보훈처	보훈병원(6)	
		서울대학교(치과)병원설치법, 국립대학교병원설치법, 국립대학치과병원설치법	교육부	서울대병원(2), 서울대치과병원(1), 국립대학병원(14), 국립대학치과병원(5), 국립대학한방병원(1)	
		장애인복지법/대한적십자사조직법	복지부	경인의료재활센터병원(1)	
	재단 법인 (2)	방사선 및 방사성동위원소 이용진흥법	미래 창조부	원자력병원(2)	
지자체	특수 법인 (36)	지방의료원의 설립 및 운영에 관한 법률	복지부	지방의료원(34) 지방의료원분원(2)	
	시·도 군립 (106)	장애인복지법/시·도 조례	복지부	도립재활병원(3)	
		시·도/군 조례	행안부	시도/군립병원(102)	
	공공 보건 기관 (3,496)	지역보건법	행안부 (복지부)	보건소(보건의료원 포함)(254) 보건지소(1,338)	공공 보건 기관 (3,496)
		농어촌 등 보건의료를 위한 특별조치법	행안부 (복지부)	보건진료소(1,904)	

자료: 국립중앙의료원(2019)

나. 민간의료기관

의료기관의 설립 주체가 국가나 공공단체인 경우는 공공기관으로, 그 이외 개인이나 민간단체에서 설립한 경우는 민간기관으로 정의하고 있다. 민간의료기관은 의원급의 97%, 병원급 의료기관의 90%를 차지하고 있어 우리나라 의료제공의 중추적인 역할을 수행하고 있다. 이런 현황은 의료인력의 분포에서도 유사한데 의사의 경우 75% 이상이 민간의료기관에서 근무하고 있다. 의학 교육부문에서도 민간부문의 우위가 두드러져 전체 40개 의과대학 중 11개가 국립대학이고 나머지는 모두 사립대학으로 민간부문이 주도적인 역할을 하고 있다.

민간의료기관은 설립주체가 다양한데 크기는 개인과 법인으로 구분된다. 의원급이나 규모가 작은 병원의 경우 개인 소유로 되어 있고, 대다수의 병원급 의료기관은 대체로 법인 형태로 이루어져 있다. 가장 많은 법인은 의료업을 목적으로 의료법에 의해 설립된 의료법인으로서 1976년부터 개설되기 시작하여 그 수가 계속 증가하였는데 상당수 의료법인은 개인병원에서 성장한 후 법인으로 전환한 것이다.

이외에 민간의료기관의 설립주체를 보면 사회복지법인 병원은 사회복지법인이 목적사업 또는 수익사업을 위해 운영하는 병원이며, 학교법인 병원은 인력 양성을 위한 교육목적의 병원으로 사립대학병원이 다수를 차지하고 있다. 또한 재단법인은 상당수가 종교재단에 속해 있다. 의료법인을 포함한 병원은 영리를 추구하지 못하게 되어 있으며 그 대신 소득세 감면 등의 세제 혜택을 받고 있다. 즉, 법인이 의료업이나 부대사업의 결과로 이익이 발생하였을 때 이를 출연자에게 귀속시키지 못하고 사업에 재투자하여야 한다. 그러나 공공병원과는 달리 민간부문의 기본적 성격은 병원 운영의 수지를 스스로 맞추어야 하는 점이다.

시도와 시·군·구는 자체 조례를 근거로 시·도립병원과 시·군·구 병원을 설치 운영하고 있다. 각 공공의료기관은 소관부처에 의해 지도 감독을 받고 있으나 공공의료기관 간의 기능 조정을 위한 제도적 장치나 정부 각 기관 간의 협의 및 조정기능은 취약하다고 할 수 있다. 시·도립병원이나 보건소도 예산 및 인사권은 지방자치단체에 있고 보건복지부는 기술적인 지원만을 하는 이원화된 구조를 지니고 있다.

에듀컨텐츠·휴피아
Educontents·Huepia

Ⅲ. 재정관리

1. 재원조달의 유형과 특성

일반적으로 헬스케어시스템은 국가가 수행하는 의료보장제도로 구현되며 이러한 의료보장은 재원조달 및 의료서비스 제공 방식과 같은 하위 시스템의 특성에 따라 몇 가지 유형으로 분류될 수 있다. 이에 따른 재원조달에 있어 국가의 유형은 다음과 같이 정리할 수 있다.

<표 Ⅲ-1> 재원조달의 유형

구분	조세방식(Beveridge 모형)		보험방식(Bismarck 모형)	
	국가	지방정부	직접서비스제공	간접서비스제공
명칭	NHS	RHS	SHI 직접	SHI 간접
관리	중앙정부 (보험자 없음)	지방정부 (보험자 없음)	보험공사 (특수직종분리관리)	조합 (다보험자)
적용범위	전국민	전국민	근로자중심 (전국민포함노력)	전국민
병원소유	중앙정부	지방정부	보험공사	공공 및 민간공존
현금급여	별도기구	별도기구	정형이 없음	동시취급
국가	영국, 이탈리아	스웨덴, 덴마크	일부 남미국가 일부 개도국	독일, 네덜란드, 일본
특징	중앙집권형	지방분권형	중앙집권형	조합분권형

자료: 이규식(2012)

재원조달 방식에 근거하여 볼 때 크게 조세방식을 채택하는 국가와 보험방식을 채택하는 국가로 구분할 수 있다. 조세방식은 주재원이 중앙정부의 일반재정으로 국가보건서비스제도(National Health Service; NHS)가 이에 해당되며, 주재원이 지방정부의 일반재정일 경우에는 지방보건의료서비스제도(Regional Health Service; RHS)에 해당된다. 반면, 사회보험 방식(Social Health Insurance; SHI)으로 의료보장을 수행하는 경우는 국민이 부담하는 보험료가 주된 재원이 된다. 보험료 부담을 전제로 건강보험서비스를 제공하는 형태로 기여에 따른 급여 혜택이 기본 운영원리이다. 다만, 보험료 부담 능력이 없는 계층의 경우에는 보험료 기여가 없더라도 정부 일반재원으로 운영하는 공공부조제도(예, 우리나라의 의료급여)를 통해 의료보장 혜택을 받을 수 있도록 한다.

　의료서비스 제공 주체인 병원은 조세방식의 경우 국가 및 지방정부가 소유하는 것이 일반적이며, 보험방식의 경우에도 직접서비스 제공은 주로 보험자가(보험공사)소유 한다. 보험자가 의료기관을 직접 설립하여 의료서비스를 제공하는 유형이다. 사회보험방식의 의료보장 유형에 있어 의료서비스 제공은 대부분 간접서비스제공 방식이다. 의료공급자는 공공과 민간이 공존하거나 아니면 우리나라와 같이 민간중심이며, 보험자는 의료서비스 제공 및 구매단계(의사-환자)에서 환자에게 제공하는 의료행위의 비용을 보험자가 부담하고 가격과 보건의료서비스 질을 관리하는 역할을 한다. 우리나라는 사회보험방식의 의료보장을 채택한 국가이면서 보건의료서비스 제공은 민간 의료기관에 의존하는 간접서비스 제공 국가에 해당된다. 보험자는 다보험자(직장/지역 조합 등)형태 였으나 2000년 건강보험이 통합되면서 단일보험자(국민건강보험공단)체계로 변화하였다.

　이와 같이 재원조달 방식이나 의료서비스 제공방식에 따라 의료보장 및 헬스케어시스템의 유형은 구분되나 어떠한 유형이건 보건의료 영역에 정부(보험자)가 개입한다는 측면에서는 동일하다.

2. 재원별 특성[2]

가. 일반재정

일반재정은 보건의료서비스를 지원하는 매우 중요한 공공분야의 재원조달원이다. 일반재정은 직접세와 간접세로 나누어지며, 직접세는 주로 소득과 관련된 세금으로 징수되는 수입이고 간접세는 소비와 관련되어 징수되는 수입이다. 일반재정은 통상 중앙정부의 세수입에 의한 재정을 의미하는데 지방자치단체가 발달한 국가에서는 국민들의 보건의료문제를 지방정부의 책임으로 하여 재원도 지방정부의 재원으로 하는 경우도 있다.

국가의 일반재정이 보건의료분야에 사용되는 형태는 다음과 같다. 첫째, 영국과 같이 의료공급체계를 국영화시키고 그 재원을 국가의 일반재정으로 충당하는 형태이다. 둘째, 스웨덴이나 덴마크와 같이 북유럽에 속한 국가들은 의료서비스의 공급을 지방정부의 책임 아래 두고 보건의료의 재원을 주로 지방정부의 일반재정에서 염출하고 있다. 셋째, 개발도상국 내지 저개발국가에서는 공공부조형의 의료체계로 국민들의 보건의료 문제에 대처하는 국가들이 많다. 이러한 경우 보건의료재정은 국가의 일반재정에서 충당한다. 넷째, 사회보험제도를 주재원으로 하는 국가들에서 공중보건사업이나 특수질환, 의료급여와 같은 분야의 서비스를 정부가 담당하여 재원을 일반재정에서 조달하는 형태이다.

일반재정은 다음과 같은 측면에서 장점이 있다. 첫째, 의료서비스의 제공을 위한 별도의 노력이나 비용이 필요하지 않다는 점이다. 의료서비스를 제공하기 위하여 재원을 세금으로 마련한다고 하여 세금징수에 추가적인 비용이 소요되지 않는 이점이 있다. 둘째, 재원조달에서 상대적인 형

---
[2] 이규식(2012), 의료보장과 의료체계(제3판) 제8장 제2절 공공분야에서의 조달을 인용함.

평성이 이루어진다. 조세는 직접세와 간접세로 구성되어 있으며 직접세는 소득을 기준으로 간접세를 소비를 기준으로 하고 있다. 소득 노출이 잘되지 않는 계층이 존재하면 소득세는 형평성 문제가 제기되나 누락된 소득도 소비로 노출시키기 때문에 소비세가 소득을 잘 반영할 수도 있다. 또한 직접세인 소득세는 누진율을 적용하기 때문에 일반재정이 보험료(정률제 적용)보다는 재분배 측면에서 유리한 재원조달 방법이 된다.

또한, 일반재정은 다음과 같은 측면에서 단점이 있다. 첫째, 일반재정은 그 사용처가 다양한데다 경쟁적이기 때문에 보건의료분야와 같이 당장 생산에 이바지하지 못하는 경우는 우선순위에서 밀려 자원배분이 충분하지 못할 가능성이 있다. 둘째, 일반재정으로 전 국민들의 의료를 보장하는 경우에는 재정관리를 위하여 의료공급을 국영화하거나 아니면 의료기관에 대하여 예산을 할당하는 방식을 택하게 된다. 의료기관 등 공급자의 자율성 문제와 함께 공급의 비효율이라는 바람직하지 못한 문제가 일어날 수 있다.

나. 정부보조금

보건의료재정의 주된 재원을 일반재정으로 조달하지 않는 국가라 하더라도 의료분야에 대하여 다음과 같은 형태의 보조금을 정부가 지급할 수 있다. 첫째, 의료기관의 적자 보전을 위한 보조금이 있다. 의료기관의 적자분을 보전해 주기 위한 보조금은 보험료 증가를 제한하기 위한 목적으로 사용될 수 있다. 보험료를 올리는 대신 정부가 초과 비용을 부담하는 방식이다. 둘째, 의료기관의 투자비 전액 내지 일부를 정부가 지원하는 보조금이 있다. 사회보험제도를 실시하는 서구 국가들은 의료기관의 자본비용을 중앙정부 내지 지방정부의 재정으로 부담하고 있다. 셋째, 사회보험의 재정운영을 원활히 하기 위해 보험재정의 일부를 정부가 지원하는 방법이 있다. 우리나라는 건강보험에 대하여 보험료 예상수입액의 20%를 정부가 보조하고 있다.

정부보조금의 장점은 다음과 같다. 첫째, 부조한 의료재정을 용이하게 확보하여 건강보험의 재정을 안정시킬 수 있다. 둘째, 정부보조금으로 의료기관의 자본비용을 지원하게 될 경우 의료 공급자의 서비스 과다 제공 문제를 방지하기가 용이하다. 한편, 정부보조금의 단점은 건강보험 재정의 상당부분을 정부조금에 의존할 경우 건강보험조직의 독립성과 자율성이 상실될 우려가 있다는 점이다. 정부의 예산은 정치적 환경에 영향을 받으며 보험재정에 대한 정부 통제가 강화될 경우 사회보험으로서의 이점이 사라질 위험성이 있다.

다. 간접세

보건의료서비스 제공에 쓰일 재원을 확보하기 위하여 상품의 소비를 기준으로 하여 목적세를 설정하는 방법이 있다. 목적세는 모든 상품의 판매에 대하여 일률적으로 적용하는 방법과 특정 상품의 판매에 대하여 부과하는 특별세 방법이 있다. 특별세는 사람들의 소비행동이나 활동 중 건강에 해로운 것들에 대해 부과된다. 즉, 담배나 알코올의 소비는 외부비용을 발생시키기 때문에 그에 상당하는 정도의 건강부담금을 부과하는 것이 타당하다는 논리이다.

라. 사회보험료

건강보험과 같이 사회보험의 보건의료재정을 조달하기 위한 방법이다.

사회보험료의 부과는 두 가지 방법으로 이루어지는 것이 통상적이다. 첫째는 사회적 연대의 기준을 임금이나 소득과 같은 경제력을 근거로 하는 능력비례 방법으로 예를 들면 임금기준 보험료이다. 우리나라는 근로자에 대해서는 임금기준 보험료를 부과하고 있다. 임금기준보험료의 부과에도 두 가지 방법이 있다. 한 가지는 총보수제로 근로자가 받게 되는 모든 보수에 대하여 정률의 보험료를 부과한다. 다른 한 가지는 표준보수제도이다. 둘째, 사회적 연대의 기준을 건강에 두고 모두에게 동일한 금액의 정액을 보험료로 부과하는 방법이 있다. 이는 소득파악이 용이하지 않을 경우에 적용된다.

3. 보건의료비 증가와 관리방안

가. OECD 국가의 현황 및 비용통제 방향

보건의료 비용의 지속적인 증가는 대부분의 OECD 국가들이 경험하고 있는 문제이다. OECD 국가의 GDP 대비 보건의료비 지출은 평균 8.8%(2018년 기준)이며 국가별로 격차가 있으나 우리나라는 8.1%로 OECD 평균에 근접한 수준이다. 캐나다, 프랑스, 독일, 일본 등은 10~11% 범위이며 미국은 16%를 상회하고 있다(OECD, 2019).

▶ Ⅲ. 재정관리

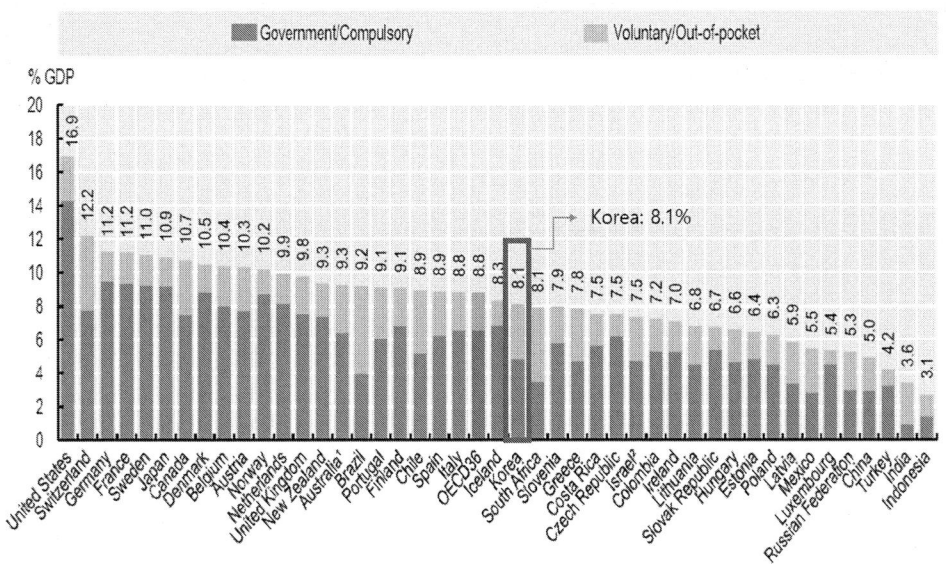

[그림 Ⅲ-1] 국가별 보건의료비 지출 비중(2018년 기준)

자료: OECD(2019)

우리나라 보건의료비 지출 증가 추이는 간과하기 어려운 수준으로 1980년 3.5% 수준에서 2018년에는 8.1%로 2.3배 증가하였다. 같은 기간 OECD 평균은 6.1%에서 8.8%로 1.4배 증가한 것과 비교하면 대조적이다.

과거 추이에 근거했을 때 향후 2050년까지 OECD 평균 국민의료비 지출은 GDP 대비 약 12.8%에 이를 것으로(2005년 6.7% 대비 2배 증가) 내다보고 있다(Oliveira Martins et al., 2006). 국가별로는 각각의 비용 추계 시나리오에 근거하여 미래의 지출 규모를 예측하고 있는데 OECD 평균보다 낮은 영국의 경우에도 2022년에는 10.6%~12.5% 범위에 이를 것이라는 보고이며(Wanless, 2002), 미국의 경우 공공부문 지출(메디케어, 메디케이드)규모만 살펴볼 때, 2007년 GDP 대비 4% 규모에서 2050년에는 12%에 이를 것으로 추정하고 있다(Orszag, 2007).

OECD가 추계한 결과에서는 2030년에 우리나라는 OECD 평균(10.2%) 보다는 못 미치나 GDP 대비 9.7%까지 보건의료비 지출이 증가할 것으로 내다보고 있다.

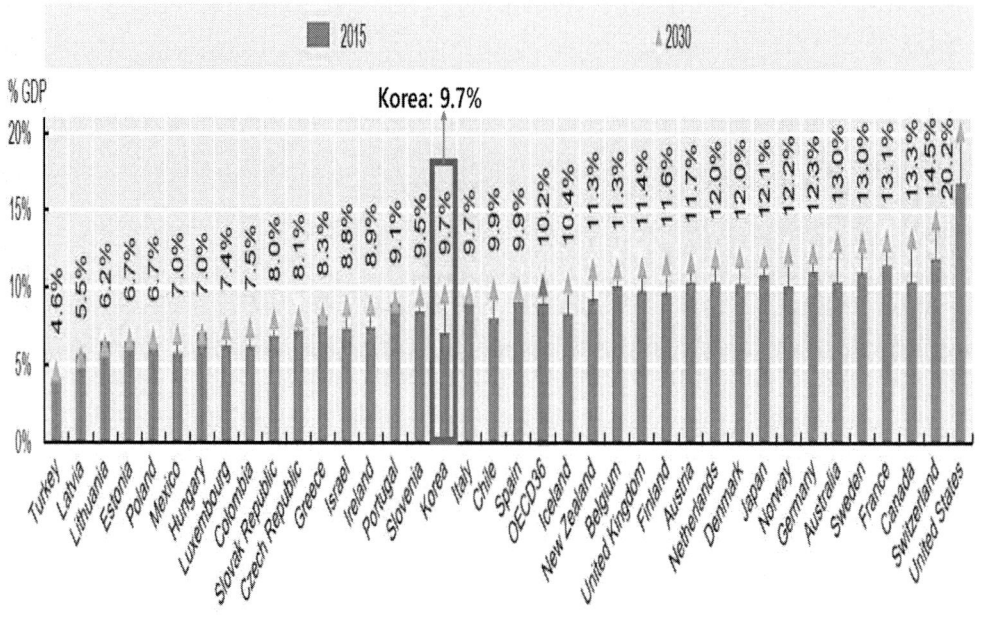

[그림 Ⅲ-2] 국가별 보건의료비 지출 추계(2015~2030년)

자료: OECD(2019)

각국의 국민의료비 증가를 이끄는 동인으로는 연령 및 인구학적 특성과 소득증가 및 경제성장 등 비인구학적 특성이 미치는 영향이 보고되고 있다. 연령효과가 정부 보건의료 지출 증가(국민 1인당 보건의료비)에 미치는 영향은 지난 1970~2002년 동안 10%미만인 것으로 보고되며(Martine 외, 2006), 미국의 경우에는 2050년까지 인구고령화로 인한 영향을 장기 예측한 결과, 연방정부 보건의료 지출 증가에 20% 범위 내에서 영향을 주는 것으로 추정하였다(Orszag, 2007).

비인구학적 요인으로 소득 증가, 경제성장 등이 영향을 주고 있으나 보건의료비 지출의 절대적 요인으로 보기 어렵다는 지적이다. 과거 추이만 보더라도 보건의료비 지출은 소득증가 수준을 항상 초과하고 있어 소득증가나 경제성장이 보건의료비 증가를 주도했다고는 보기 어렵다(Orszag, 2007; White, 2007). 1970~2002년 동안 비인구학적 요인이 보건의료비 지출에 미치는 영향은 연간 약 4% 수준인 것으로 보고되며 주로 소득증가에 의한 영향이었다(Moreno-Serra, 2014).

반면, 경제성장 요인 보다는 의료기관 등 보건의료제공자의 특성이나 헬스케어시스템 제공체계(진료행태 변화, 신의료기술 유입 등 포함)와 같은 공급부문과 연관된 요인이 보건의료비 지출에 절대적인 영향을 미치는 것으로 보고된다. OECD 국민의료비 지출 중 1/3~2/3는 이 같은 요인에 기인한 것이라는 지적이다(Wanless, 2002; Dormont et al., 2006; Oliveira Martins et al., 2006).

나. 의료비 증가 원인

1) 인구고령화와 인구구조 변화

출산율 변화, 평균 수명의 연장 등을 인한 인구구조의 변화는 의료비 증가에 영향을 미친다. 2010년 통계청이 발표한 우리나라의 장래 인구 추계에서는 15세에서 64세까지의 인구층은 2010년 72.8%에서 2050년 52.6%로 감소하고 65세 이상 인구는 14.7%에서 38.8%로 급격히 증가될 전망이다.

고령화와 새로운 치료법은 건강상의 니즈(needs)와 관련된 질병의 형태에 큰 영향을 미칠 것이다. 고령화는 두 가지 측면에서 의료재정을 압박한다. 첫째는 보험료를 납부할 젊은 인구층이 적어져 의료재정 수입이 줄어든다는 것이고 둘째는 젊은 층에 비하여 상대적으로 의료이용을 더 많이 하는 노인 인구층이 많아져 지출이 늘어난다는 것이다. 고령화는 부양비를 높여 젊은 층의 보험료 부담을 늘리게 하고 세대 간 이전을 가속화 시키는데 이로 인하여 재정부담의 불형평이 초래되기도 한다.

고령화에 따른 의료이용의 증가에 기인하는 의료비 문제는 부양비와 같이 단순하게 설명할 수 없는 문제가 있다. 연령이 높아짐에 따라 1인당 의료비는 증가하는 것이 현재의 실정이다. 그러나 현재의 고령인구는 과거 어느 때보다 건강하다. 그리고 이러한 추세가 지속된다면 미래의 노인들은 현재 노인보다 건강할 것이다. 그래서 단순히 나이가 들면 의료비 지출을 늘릴 것이라고 전망하는 것은 위험하다. 이로 인하여 연령과 의료비 관계는 좀 더 심층적인 분석을 요한다.

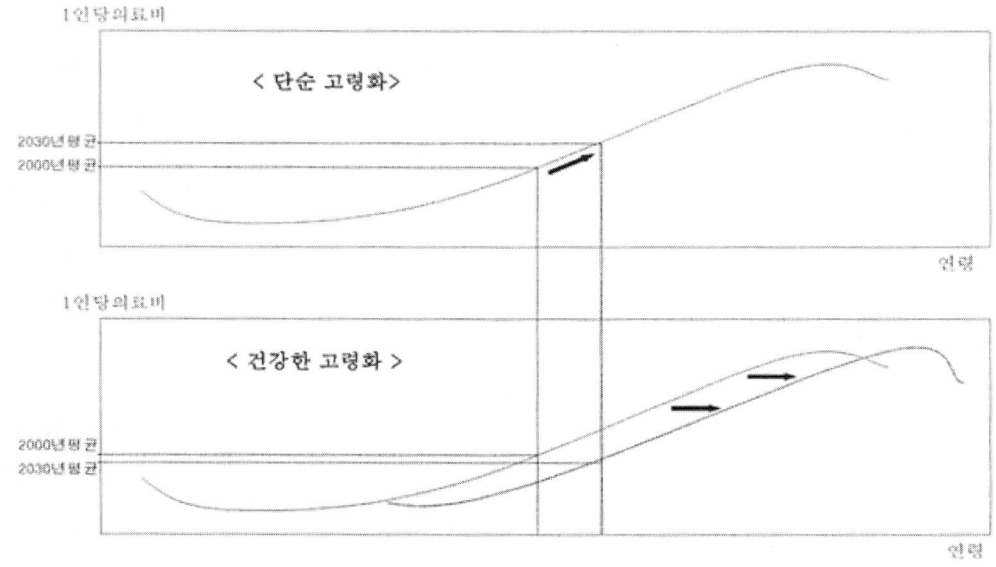

〔그림 Ⅲ-3〕 인구고령화와 건강한 고령화 효과

자료: 정형선, 송양민, 이규식. 인구고령화와 의료비. 보건경제와 정책연구 2007;13(1);95-116

2) 경제성장과 소득증가

경제성장에 의한 소득의 증가가 의료비 지출을 증가시킬 것이라는 주장은 매우 논리적이다. 경제가 성장하면 의사를 비롯한 의료분야 인력이 더 나은 보수를 받을 것이다. 이것은 의료공급 측면에서는 인건비가 증가로 이어지고 원가 상승으로 이어지게 된다는 것을 의미한다. 의료장비는 더욱 정교한 것으로 구비되고, 더욱 발전된 의료기술이 적용될 것이며, 동시에 국민들의 의료에 대한 기대감도 높아질 것이다.

3) 기술발전과 의료발전

의료기술이나 의료발전이 의료비를 증가시킨다고 알려져 있다. 통상적인 경제이론으로는 기술혁신은 비용을 절감시키는 방향으로 이루어졌다. 그러나 기술혁신은 새로운 생산물이나 서비스를 만들어 내기 때문에 복잡한 측면이 있다. 따라서 의료발전의 효과를 측정하기 위해서는 개인에게 특정 의료서비스를 제공하는 것이 개인이 지출하는 전체 의료비용을 감금시켰는지 의료기술의 발전에 따른 전체적인 의료비 지출이 비용-효과성이 있는지 구분해볼 필요가 있다. 즉, 혁신적 신약과 같은 새로운 의료기술의 사례를 보면 약값은 비싸지만 병원 입원의 잠재적 가능성을 줄이고 조기 퇴원을 가능하게 해 준다면 전체 의료비를 줄이는 기능을 한다는 것이다.

다. 의료비 증가 억제정책

의료비 증가를 억제(cost containment)하는 정책은 원인에 따라 의료이용(수요)을 억제하는 정책, 의료공급의 효율성을 제고하는 정책으로 구분하여 살펴볼 수 있다.

1) 의료이용 측면의 정책

의료이용을 억제하기 위해서는 세 가지 방향에서 정책이 요구된다. 첫째는 의료이용을 근본적으로 줄일 수 있는 건강증진정책의 추진이며, 둘째는 도덕적 해이를 방지하는 것이고, 마지막으로는 공급자에 의한 유인수요를 줄이도록 하는 방안이다.

먼저 건강증진을 통한 의료이용의 근본적인 억제는 WHO가 권장하는 바와 같이 정부가 공공정책을 수립하면서 국민들의 건강향상과 관련성을 따져 건강 지향성을 갖는 정책(Health in All Policies)이 되도록 해야 한다.

환자들의 도덕적 해이를 줄이기 위해서는 제고적으로 의료남용을 방지하는 장치를 사용해야 한다 의료이용의 억제를 위해서 어떤 국가는 보험급여 항목을 조정하여 급여 리스트에서 제외시키거나 고액의 서비스를 배제시키기도 한다. 이와 같은 정책은 소득의 역진성 문제와 함께 그러한 서비스를 필요로 하는 사람의 접근성을 제한하여 사회적 연대(social solidarity)를 해치는 문제가 있다.

의료이용을 억제하기 위해서는 의료공급자에 의한 수요창출이나 유인수요를 억제하는 관리 정책이 필요하다. 우리나라의 경우 2000년대 들어 병상 수가 급증하였는데 병상 수가 과잉된 상태에도 불구하고 병상 수가 증가함에 따라 병상 가동률이 낮아졌다. 특히 중소병원의 가동률이 상대적으로 더 낮았다. 민간 자본 중심의 영세한 병원들은 생존을 위하여 수요를 창출하는 행위를 하게 된다. 따라서 유인수요에 대한 통제 정책이 필요하다.

2) 의료공급의 효율성 제고

의료서비스의 배분적 효율성(allocative efficiency)를 높이기 위한 정책이 필요하다. 배분적 효율성이란 국민의 건강향상을 위하여 보건의료서비스를 어떻게 구성하여 생산하느냐 하는 문제이다. 건강증진과 예방, 일차 의료, 이차 의료, 삼차 의료, 재활 서비스의 배분적 효율성을 높이는 것이다.

의료공급의 효율성 제고와 관련해서 한 가지 더 살펴보아야 할 것은 기술적 효율성을 제고하는 것이다. 의료의 기술적 효율성은 의료서비스 생산과 관련된 의료자원의 개발, 조직화, 관리 등의 요소들이 결합되어 비용절감적인 시스템을 만들 때 달성된다. 민간의료기관이 의료의 생산을 담당하여 미시적 차원에서는 생산성이 높다고 할 수 있지만 사회적인 차원에서 거시적 효율성도 높으냐는 또 다른 문제이다.

3) OECD 국가의 사례

대부분의 OECD 국가들이 수요부문 보다는 공급부문 관리를 통한 재정절감방식을 채택하는 경우가 많고, 공급자 관리 방식도 가격 보다는 전체 비용 및 진료량 통제방식이 주를 이루고 있다.

<표 Ⅲ-2> OECD 국가 보건의료 비용절감 정책의 유형 및 특성

Cost-containment policy	Category	Primay effect on	Empirical evidence of cost-containment	Main empirical evidence from
fee-for-service	Supply side	Price	Yes	United States
Capitation payment	Supply side	Price	Yes	United Kingdom
DRG-based payment	Supply side	Price	Yes	Several OECD countries
Hospital competition	Supply side	Mixed price and quantity	Yes	United Kingdom, United States
Insurer competition and selecting contracting	Supply side	Mixed price and quantity	Mixed	Netherlands, United States
mandate generic substitution	Supply side	Price	Yes	Canada, Sweden
Joint purchasing of pharmaceuticals	Supply side	Price	Yes	United States

Budget caps(sector and global)	Supply side	Mixed price and quantity	Yes	German, United Kingdom
Workforce supply and wage controls	Supply side	Mixed price and quantity	No	Canada, United States
Malpractice award limitation	Supply side	Quantity	Yes	Unites States
Cost-sharing extension	Demand side	Price	Yes	Several OECD countries
Private insurance subsidisation	Demand side	Mixed price and quantity	No	Australia, Spain, United Kingdom
Gatekeeping role for physician	Demand side	Quantity	Mixed	Several OECD countries
Pharmaceutical formularies	Demand side	Quantity	Yes	Canada, United States
Definition of publicly funded benefit package	Demand side	Quantity	Evidence unavailable	–
Direct price control of pharmaceuticals	Public management, co-ordination and financing	Price	Yes	Several OECD countries
Decentralisation of health system functions	Public management, co-ordination and financing	Mixed price and quantity	Mixed	Several OECD countries
Recentralisation of health system functions	Public management, co-ordination and financing	Mixed price and quantity	No	Norway
Reforms to the mix of health financing sources	Public management, co-ordination and financing	Mixed price and quantity	Yes	Several OECD countries
Use of health technology assessment	Public management, co-ordination and financing	Mixed price and quantity	Evidence unavailable	–

자료: Moreno-Serra R(2013)

4. 우리나라 건강보험의 재정 및 지출 관리

헬스케어서비스 시스템 측면에서 볼 때 우리나라는 보건의료서비스 제공에 있어 공보험인 건강보험을 중심으로 운영되는 나라이다. 헬스케어서비스의 공적 관리 시스템은 건강보험으로 여기서는 건강보험의 재정 현황과 건강보험 급여 및 지출 관리 중심으로 살펴보았다.

가. 건강보험 재원 조달 및 재정 현황

건강보험의 재원은 정부지원금과 보험료로 구성된다. 보험료는 직장가입자의 경우에는 사용주와 근로자 1/2씩 부담하며 지역가입자의 경우에는 세대 부담이 원칙으로 전액 가입자가 부담한다. 전체적으로 재원 조달의 기여도 측면에서 보면 건강보험 가입자의 부담 비중이 가장 높고 사용자, 정부 순이다.

2019년 기준으로 볼 때 전체 수입 중 보험료 부담은 88.4%로 이중 가입자 전체(직장 및 지역가입자)가 부담하는 비중은 50.7%이며 사용자 부담은 37.7%이다. 반면 정부지원금 부담 비중은 11.6%에 그쳤다.

[정부부담 및 보험료 비중(2019년 기준)] (단위: 억원)

구분	총계	보험료 소계	보험료			정부지원 소계	정부지원	
			직장		지역		국고지원	담배부담금
			근로자	사용자				
금액	668,678	591,006	252,169	252,169	86,669	77,672	59,589	18,082
비율	100.0%	88.4%	37.7%	37.7%	13.0%	11.6%	8.9%	2.7%

[가입자 부담(근로자, 지역가입자): 50.7% vs 사용자 부담: 37.7%]

[그림 Ⅲ-4] 건강보험 수입 비중
자료: 국민건강보험공단·건강보험심사평가원, 2019 건강보험통계연보 재구성

여기서 특징적인 사항은 정부지원금이다. 정부지원금은 보험료 예상수입의 20%를 부담하도록 국민건강보험법에서 규정하고 있는 법정부담금이다. 그러나 실제 지급된 정부지원금은 보험료 수입 20%에 못 미치는 수준으로 축소 편성되어 왔다. 2008년 이래로 2019년까지 누적 미지급액은 25조원에 이르고 있다. 정부지원금의 축소 편성은 상대적으로 가입자의 보험료 부담을 가중시키는 요인으로 작용할 수 있다.

실제로 국민 1인당 부담하는 보험료 금액 증가율은 가계 가처분소득 증가율 보다 상회하는 수준으로 정부지원금 축소 편성은 재원 조달의 공정성 측면에서 비판의 대상이 될 수 있다.

▶ Ⅲ. 재정관리

<표 Ⅲ-3> 정부지원금 미지급액 누적 현황

(단위: 억원)

연도	보험료 수입(a)	정부지원금			미지급액(b-c)
		(법률)보험료 수입의 20%(b)	(실제)정부 지원(c)	비중(c/a)	
2008	249,730	49,946	40,262	16.1%	9,684
2009	261,661	52,332	46,828	17.9%	5,504
2010	284,577	56,915	48,561	17.1%	8,354
2011	329,221	65,844	50,283	15.3%	15,561
2012	363,900	72,780	53,432	14.7%	19,348
2013	390,319	78,064	57,994	14.9%	20,070
2014	415,938	83,188	63,149	15.2%	20,038
2015	443,298	88,660	70,902	16.0%	17,758
2016	475,931	95,186	70,917	14.9%	24,270
2017	504,168	100,834	67,747	13.4%	33,087
2018	538,965	107,793	70,704	13.1%	37,089
2019	591,328	118,266	77,672	13.1%	40,594
계		969,807	718,451		251,356

자료: 국민건강보험공단·건강보험심사평가원, 2019 건강보험통계연보 재구성

<표 Ⅲ-4> 건강보험 재정수지(2009~2018)

구분	2016	2017	2018	2019
1인당 보험료금액 증가율(직장/지역)	6.4%	5.2%	5.9%	8.8%
1인당 가계총처분가능소득 증가율	2.1%	3.3%	3.9%	1.9%

자료: 2019 건강보험통계연보, KOSIS 국가통계포털, 한국은행 「국민계정」 재구성

2018년 현재 건강보험 전체 수입은 62조 7천억원으로 이중 보험료 수입은 53조 8천억원, 정부지원금은 7조 7백억원(국고지원: 5조1천9백억원, 담배부담금: 1조 8천 8백억원)을 차지하고 있다. 총 지출은 건강보험급여비 외에 관리운영비 등을 포함하여 65조 9천억원 이른다. 2018년 당기수지는 3조2천억원 적자이나 누적법정적립금은 20조 7천억원에 이르고 있어 흑자 운영을 하고 있다.

지난 10년간(2009~2018년) 수입 증가율은 연평균 8.0%, 지출은 8.7% 수준이며, 누적법정적립금(재정 흑자분)의 연평균 증가율은 28.2%에 이름. 지난 10년간 수입 부문 중 보험료 증가율은 8.4%에 이른다. 2009년과 비교해 보면, 총수입은 2.0배 증가하였고, 총 지출도 유사한 수준에서 2.1배 증가 하였다. 총 수입중 보험료는 2.1배 증가하였으나 정부지원금은 1.5배 증가한 수준이다. 누적적립금은 2009년 대비 9.3배로 증가폭이 높은 수준이다.

▶ Ⅲ. 재정관리

<표 Ⅲ-5> 건강보험 재정수지(2009~2018)

(단위: 억원)

구분	2009	2010	2011	2012	2013	2014	2015	2016	2017	2018	연평균 증가율(%)
수입(계)	315,004	339,489	387,611	424,737	472,059	505,155	532,921	564,599	588,181	627,158	8.0
보험료	261,661	284,577	329,221	363,900	390,319	415,938	443,298	475,931	504,168	538,965	8.4
정부지원금	46,828	48,561	50,283	53,432	57,994	63,149	70,902	70,917	67,747	70,704	4.7
(국고지원)	36,566	37,930	40,715	43,359	48,007	52,958	55,717	52,003	48,736	51,903	4.0
(담배부담금)	10,262	10,631	9,568	10,073	9,986	10,191	15,185	18,914	19,011	18,801	7.0
기타수입	6,515	6,351	8,106	7,405	23,746	26,068	18,721	17,751	16,266	17,489	11.6
지출(계)	311,892	349,263	372,587	391,520	412,653	447,526	481,621	537,408	580,226	659,783	8.7
보험급여비	300,409	337,493	358,302	375,813	396,743	428,275	457,602	510,149	548,917	631,683	8.6
관리운영비	6,597	6,751	6,112	6,144	6,309	6,419	6,233	6,742	7,297	7,636	1.6
기타비용	4,886	5,019	8,173	9,563	9,601	12,831	17,786	20,517	24,011	20,465	17.3
당기차액	3,112	-9,775	15,023	33,216	59,405	57,630	51,299	27,190	7,955	-32,625	
이월금	45,867	48,878	57,897	60,638	68,502	89,167	94,435	69,499	46,712	6,646	-19.3
누적법정지원금	22,278	9,593	15,600	45,757	45,757	82,204	128,073	169,801	200,657	207,734	28.2
총수지율	99.0	102.9	96.1	92.2	87.4	88.6	90.4	95.2	98.6	105.2	
보험료 대비 급여비(%)	97.4	101.3	94.4	90.1	88.5	89.4	89.0	93.3	96.0	103.6	
연간 적용인구 1인당 보험료(원)	637,156	683,228	772,415	843,173	899,690	955,210	1,019,546	1,080,061	1,124,560	1,195,417	7.2
연간 적용인구 1인당 급여비(원)	620,467	692,159	729,262	759,290	796,199	853,900	907,324	1,007,578	1,079,340	1,238,582	8.0

자료: 국민건강보험공단·건강보험심사평가원, 2019 건강보험통계연보 재구성

나. 건강보험 요양급여의 결정 과정

우리나라 건강보험에서 의료서비스에 대한 관리는 개별 행위를 중심으로 한 접근 방식이 주가 된다. 의료기관에 대한 진료비 보상방식도 의료서비스 전체 비용을 관리하기 보다는 개별 행위에 대한 보상이 근간을 두고 있다. 이에 따라 건강보험 급여 관리도 개별행위의 건강보험 등재 여부와 가격결정에 초점을 맞추고 있다.

건강보험 급여행위 결정은 의료법에 근거한 식약처 허가와 신의료기술

평가를 거친 행위, 약제 및 치료재료를 대상으로 한다. 즉, 안전성 및 유효성 확립을 전제로 급여 여부를 결정하게 된다.

요양급여의 결정 절차는 다음과 같은 단계를 거치는데 세부내용을 정리하면 다음과 같다.

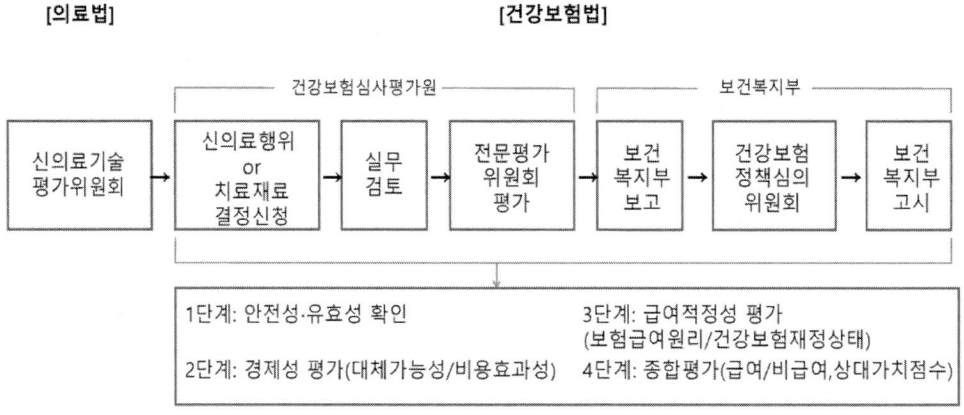

[그림 Ⅲ-5] 요양급여행위 결정절차(의료행위 기준)

자료: 건강보험심사평가원(2021) 재구성

요양기관, 의약관련 단체, 치료재료의 제조업자·수입업자가 요양급여대상 또는 비급여대상으로 결정되지 않은 새로운 행위 및 치료재료(이하 신의료기술 등)에 대해 요양급여 결정신청을 하거나, 약제의 제조업자·위탁제조판매업자·수입업자가 급여 목록표로 고시되지 아니한 새로운 약제에 대해 요양급여의 결정을 신청함으로써 개시된다.

신의료기술 등에 대한 요양급여 결정신청이 있게 되면 신청에 대한 건강보험심사평가원의 실무검토와 전문평가위원회(행위·치료재료 등)의 경제성 및 급여 적정성 평가를 거치게 된다.

여기서 전문평가위원회는 보건복지부 산하의 5개 전문평가위원회(의료행위, 한방의료, 질병군, 치료재료, 인체조직)와 건강보험심사평가원 산하의 약제급여평가위원회로 구성되어 있으며, 각 위원회의 운영 및 실무지원은 건강보험심사평가원이 담당하고 있다. 전문평가위원회의 기능과 역할은 요양급여대상·비급여대상여부 확인, 경제성 및 급여 적정성 등 행위 및 치료재료의 평가를 효율적으로 수행하는 것에 있다.

이러한 평가를 통해 요양급여 대상 여부가 결정되며, 보건복지부장관은 최고 의사결정기구인 건강보험정책심의위원회를 거쳐 의료행위의 수가(상대가치점수) 또는 상한금액(약제 및 치료재료 등)을 함께 결정하여 보건복지부장관이 고시한다. 다만, 약제는 신약의 경우 건강보험심사평가원이(약제급여평가위원회) 경제성 평가를 한 이후에 건강보험공단이 제약사와 협상을 통해 가격을 결정한다.

<표 Ⅲ-6> 건강보험급여 및 가격결정 관련 위원회

소 속	위원회 명칭	심의·의결/평가 업무
보건복지부	건강보험정책심의위원회	급여, 보험료, 수가, 약가, 상대가치 등 최종결정
	↑	
보건복지부 (건강보험심사평가원 위탁)	의료행위전문평가위원회	급여, 상대가치, 상한금액
	한방의료행위전문평가위원회	급여, 상대가치, 상한금액
	질병군전문평가위원회	급여, 상대가치
	치료재료전문평가위원회	급여, 상대가치, 상한금액
	인체조직전문평가위원회	급여, 상대가치, 상한금액
건강보험심사평가원	약제급여평가위원회	급여, 상한금액, 재평가 등

다. 건강보험 요양급여의 가격산출 및 사후관리

건강보험 요양급여 비용은 의료행위, 약제, 치료재료로 구성되는 행위별수가와 일부 질환 및 요양병원 등에 적용되는 정액수가로 구분된다. 전체 급여비의 93.4%가 행위별수가인 반면 정액수가는 6.6%에 지나지 않는다. 행위별 수가 중에서는 의료행위는 전체 급여비 중 66.0%를 차지해 가장 비중이 높으며 약제 23.0%, 치료재료 4.4% 수준이다(건강보험심사평가원, 2020). 전체 급여비에 절대 비중을 차지하고 있는 행위별수가(의료행위, 치료재료, 약제)를 중심으로 가격산출 방법 및 사후관리 중심으로 살펴보면 다음과 같다.

1) 의료행위

의료행위비용은 다음과 같이 결정이 된다. 개별 행위(예, 진찰료, 검사료 등) 마다 점수를 정하며, 여기에 점수당 단가를 곱하여 금액이 된다. 여기에 의료기관 유형(상급종합병원 30%, 종합병원 25%, 병원 20%, 의원 15%) 별로 가산율을 적용하여 최종금액이 결정된다.

$$\text{의료행위비용} = \underset{(\text{단위: 점})}{\text{행위별 상대가치점수}} \times \underset{(\text{단위: 원})}{\text{점수당 단가}} \times \underset{(\text{단위: \%})}{\text{종별가산율}}$$

여기서 개별행위에 적용하는 점수를 상대가치점수라고 한다. 또한, 점수당 단가는 환산지수라고 하는데 건강보험공단이 요양기관과의 계약을 통해 결정하며 통상적으로 수가인상률은 이러한 환산지수 인상률을 의미한다. 그러나 엄밀하게 보면 실제의 수가 인상은 환산지수의 인상분 외에 상대가치점수의 인상분도 함께 영향을 준다.

<표 Ⅲ-7> 2020년도 적용 점수당 단가(환산지수)

구분	환산지수 2019년	환산지수 2020년	인상률(%)
병원	74.9	76.2	1.7
의원	83.4	85.8	2.9
치과	84.8	87.4	3.1
한방	84.8	87.3	3.0
약국	85.0	88.0	3.5
보건기관	81.5	83.8	2.8
조산원	130.1	135.2	3.9
평균(계)			2.29

의료행위는 2021년 기준 총 8,933개 항목이다. 여기에 야간시간·공휴일 가산, 소아환자 등 연령가산, 전문의 인력가산에 적용되는 가산 적용 항목까지 포함하면 그 이상이 된다. 이러한 의료행위는 보건복지부장관 고시로 정한다.

의료행위의 개별 점수를 의미하는 상대가치점수는 개별행위에 투여되는 자원의 양을 반영 한다. 상대가치점수는 업무량(의사·약사), 진료비용, 의료사고 위험도가 반영된다. 투입되는 자원이 양이 많을수록 점수가 높아지며 의료행위별로 상대적인 가치를 부여한다고 볼 수 있다.

<표 Ⅲ-8> 상대가치점수 구성요소

업무량(의료서비스)	주시술자(의사, 약사)의 전문적인 노력에 대한 보상으로 시간과 강도를 고려한 상대가치
진료비용 (임상인력·의료장비·치료재료)	주시술자(의사)를 제외한 보조의사, 간호사, 의료기사 등 임상인력의 임금, 진료에 사용되는 시설과 장비 및 치료재료 등을 고려한 상대가치
위험도 (의료분쟁해결비용)	의료사고 빈도나 관련 비용조사를 통하여 의료사고 관련 전체비용을 추정하고, 진료과별 위험도를 고려한 상대가치

이러한 상대가치점수를 근간으로 하는 수가산출 방식을 행위별수가제(fee-for-service)라고 한다. 우리나라에서 건강보험이 처음 도입될 당시에는 점수제로 시작하였다고 이후 금액제로 변경되었고 지금과 같은 상대가점수제는 2001년에 처음 도입되었다. 점수제, 금액제, 상대가치와 같이 표현 방식은 달라도 기본적으로 개별 행위에 점수나 금액을 부과한다는 측면에서 볼 때 차이는 없다. 다만, 상대가치를 근간으로 한 행위별수가제는 앞서 살펴보았듯이 행위에 투입되는 자원의 양을 구분하여 이를 근거로 행위의 가치를 부여한다는 측면에서 기존의 점수제나 금액제와는 다르게 행위료 산출의 근거기반을 좀 더 정교하게 갖추었다고 볼 수 있다.

다만, 행위별수가제는 제공하는 서비스인 의료행위의 양을 늘릴수록 공급자 입장에서는 진료비 보상을 더 많이 받을 수 있는 구조이기에 공급자의 과잉진료를 유발할 수 있는 유인도 작용한다는 점을 유념할 필요가 있다.

현재까지 상대가치점수는 2001년 처음 도입된 이래로 세 차례 개정작업을 진행 하였다. 행위 재분류 및 변화된 자원의 양에 기반한 점수 재산출 등의 사후관리를 통해 공급자의 수용성을 고려하여 수가산출을 하고 있다.

2) 치료재료

치료재료에 대한 법적으로 명시적 정의는 없으나 건강보험에서의 관리 측면에서 보면, 건강보험 적용대상자의 진료에 사용되는 재료로써 관련규정과 절차에 따라 보건복지부장관이 인정·고시한 품목으로 식품의약품안전처장 또는 관계법령에 의하여 허가(인증) 또는 신고를 필한 소모성 재료를 말한다고 할 수 있다.

치료재료의 종류는 「의료기기법」에 따른 의료기기 중 주로 소모성 의료기기, 「약사법」에 따른 의약외품 중 거즈, 붕대 등 일부품목, 「인체조직안전 및 관리 등에 관한 법률」에 의거한 인체조직, 기타 공산품 등 일부 품목이 치료재료로 인정되고 있다.

치료재료의 가격은 건강보험에서 보상해주는 가격의 상한선을 정하는 방식으로 가격을 결정한다. 즉, 상한금액 이라고 하며 약제의 경우에도 마찬가지이다. 치료재료의 상한금액은 앞서 설명한 전문평가위원회 중 치료재료전문평가위원회에서 결정한다. 치료재료 중 인체조직의 경우에는 인체조직전문평가위원회가 상한금액을 결정한다.

치료재료의 상한금액은 동일목적 유사재료 유무에 따라, 재평가 품목여부에 따라 다음과 같이 적용한다.

<표 Ⅲ-9> 치료재료 상한금액 산정기준

(신청제품과 동일 목적의 제품이 등재되어 있지 않은 경우)				
- F.O.B 원가, 임상적 효능·효과, 경제적 효과 등을 참고하여 산정				
- 국내 제조 제품은 원가계산용역기관에서 확인한 원가계산 자료 참고 가능				
(신청제품과 동일 목적의 제품이 등재되어 있는 경우)				

분류		비용·효과, 기능 등		
		저하	동등 or 유사	개선
재평가 이전 품목	한 품목 등재	기 등재 품목의 90% 미만	기 등재 품목의 90%	기 등재 품목군의 10~100% 가산 · 가치평가기준표에 의거 개선여부 판단 · 임상문헌에 의한 평가 (10~100%) · 기술문서에 의한 평가 (10~100%)
	두 품목 이상 등재	기 등재 품목의 최저가 미만	기 등재 품목의 최저가	
재평가 이후 품목		기준 금액의 10% 감산	기준 금액 (동일품목 군 동일금액)	

자료: 건강보험심사평가원(2021)

신규제품으로서 신청제품과 동일 목적의 제품이 등재되어 있지 않은 경우는 주로 원가중심으로 상한금액이 결정된다. 반면 신청제품이 건강보험에 기등재된 제품과 동일목적의 경우라면 비용·효과와 기능을 고려하여 상한금액을 결정한다. 비용·효과측면에서 개선된 경우는 그에 상응하는 가산을 적용하여 상대적으로 상한금액을 높게 설정하며 그렇지 않은 경우(동등 또는 저하 등)에는 기등재 품목 중 최저가를 적용하는 등 낮은 금액을 적용한다.

이와 같이 건강보험의 급여 등재는 비용·효과성을 우선적으로 고려한다. 이를 통해 건강보험 재정운영의 효율성을 담보하고 환자에게도 효과성이 개선된 경우에만 추가적인 비용을 부담하도록 건강보험 급여원리를 적용한다.

이 외에 치료재료 상한금액은 최초 결정된 이후 다음과 같은 경우에서 금액조정 등 사후관리가 이루어진다. 첫째, 환율과 연동하여 상한금액을 조정한다. 치료재료는 수입의존도가 높아 급격한 환율상승에 의해 수익성이 악화될 경우 공급 중단 등으로 인한 진료차질이 발생할 수 있다. 따라서 환율변동에 연동하여 6개월 간격(매년 4년과 10월)으로 상한금액을 조정한다. 적용환율 기준은 미국달러 기준이며 최근 6개월간(조정 전전월까지) 평균 최종 매매기준율을 적용한다. 상한금액 조정은 아래와 같이 환율 등급별에 따른 조정율에 근거한다.

<표 Ⅲ-10> 환율 등급별 치료재료 상한금액 조정율표

등급	환율구간(원)	조정율(%)
…	…	…
-4	700이상 ~ 800미만	-8
-3	800이상 ~ 900미만	-6
-2	900이상 ~ 1,000미만	-4
-1	1,000이상 ~ 1,100미만	-2
0(기준등급)	1,100이상 ~ 1,200미만	0
1	1,200이상 ~ 1,300미만	2
2	1,300이상 ~ 1,400미만	4
3	1,400이상 ~ 1,500미만	6
4	1,500이상 ~ 1,600미만	8
5	1,600이상 ~ 1,700미만	10
…	…	…

자료: 건강보험심사평가원(2021)

둘째, 치료재료 재평가이다. 이 제도는 가격산정의 기초단위인 품목군(중분류) 재정비를 통해 가격산정의 적정성을 확보하고 치료재료 관리의 효율성을 제고하기 위한 업무이다. 재평가 대상은 상한금액표에 고시된 모든 치료재료로 인체조직은 제외한다. 평가 주기는 품목군(중분류)별로 3년마다 실시할 수 있다.

치료재료 재평가의 범위는 상한금액의 조정뿐만 아니라 상한금액표 목록정비, 품목군 재분류, 요양급여대상(급여 또는 비급여) 여부 조정을 포함한다.

상한금액표 목록 정비의 경우 3년간 요양급여비용 청구실적이 없는 치료재료는 식품의약품안전처 및 관련 업체에 허가(신고)사항 확인 후 급여

중지 고시할 수 있다. 재고량 등을 감안하여 6개월의 유예기간을 적용할 수 있으며 급여중지된 치료재료는 해당 제조·수입업자의 급여재개 신청이 있는 경우 급여중지를 해지한다.

<표 Ⅲ-11> 연도별 치료재료 재평가 현황

연도	대분류군		세부 품목군명
2010년	3	A, F, K	• 동위원소군 • 척추고정용군 • 일반재료(Ⅰ)군
2011년	5	C, D, G, H, I	• trauma용군(C군, D군) • 흉부외과용군 • 신경외과용군 • 안·이비인후과용군
2012년	5	B, E, J, L, M	• 봉합용군 • 인공관절군 • 중재적시술용군 • 일반재료(Ⅱ,Ⅲ)군
2013년	13	B, C, D, E, F, G, H, I, J, K, L, M, P	• 최초 등재 후 3년 미만 등으로 제외되었던 품목군
2017년~2018년	5	J, M, E, K, M,	• 배액관 고정용판 • 드레싱 품목류 • 어깨치환용 재표 • 붕대류 등 • 외과수술용선택 품목류
2019년	7	C, E, J, M	• 골유합 및 골절고정용군(업체자료접수), • 중재적 시술용군(카테터 및 가이드와이어류) • 인공관절군 • 일반재료군(Ⅲ)
2020년	6	C, J, D, L, K	• 골유합 및 골절고정용군 • 중재적 시술용군(스텐트류) • 관절경수술관련 연부조직고정용군 • 일반재료군 Ⅱ • 일반재료군 Ⅰ

품목군 재분류의 경우는 비용·효과 또는 기능 등을 감안하여 품목군을 재분류할 수 있다. 비용·효과 등이 동등 또는 유사한 경우 동일 품목군으로 분류한다. 비용·효과 또는 기능 등이 차이가 있는 경우 품목군을 분리하여 재분류한다. 가치평가를 거쳐 기 등재품에 비해 개선이 입증된 경우 또는 비용·효과 또는 기능 등이 저하된 것으로 평가되는 경우 별도

의 품목군으로 분류 가능하다

요양급여대상여부 조정의 경우 이미 고시된 요양급여대상·비급여 대상 품목에 대하여 경제성 및 급여 적정성 등을 고려하여 요양급여대상을 조정할 수 있다.

상한금액 조정의 경우 품목군 재분류 기준에 따라 동일 품목군으로 분류된 품목들은 동일한 상한금액(기준금액)으로 조정할 수 있다. 동일 품목군의 기준금액은 전년도 품목별 상한금액과 청구량을 감안한 가중평균가(총 구입금액을 총 구입수량으로 나누어 산출)로 산출하여 적용할 수 있다. 다만, 제조원가 또는 수입원가, 유통가 등이 현저히 낮은 경우에는 이를 참조하여 기준금액을 산출할 수 있다. 신청제품이 기 등재된 품목에 비하여 임상적 유용성, 비용·효과성, 기술혁신 등이 입증 자료를 통해 개선된 경우에는 '가치평가기준표'의 평가 결과에 따라 해당 품목군의 기준금액을 초과하여 산정할 수 있다. 동일 품목군과 비교하여 비용·효과 또는 기능 등에서 저하된 것으로 평가되는 경우에는 해당 품목군의 기준금액의 10%를 감산하여 산정할 수 있다.

앞서 기술한 환율연동 상한금액 조정, 치료재료 재평가 외에 또 다른 사후관리 방식으로는 치료재료 실거래가 조사가 있다. 요양기관과 치료재료 공급업자를 대상으로 치료재료 실거래가격 및 유통가격을 조사하여 그 결과를 치료재료 상한금액 관리 등에 반영하는 제도이다. 상한금액의 적정성 유지 및 거래내역의 투명성 제고가 목적이다. 실거래내역 조사에서 확인된 의료기관의 실구입가를 근거로 산출한 품목별 가중평균가로 상한금액을 인하한다. 또한 실제 구입금액보다 높게 치료재료비용의 청구·지급이 이루어지거나, 재사용·대체청구 등으로 부당청구가 확인된 의료기관에 대해서는 청구·지급 금액과 실구입가의 차액 등 부당청구 금액을 환수한다.

3) 약제

약제의 경우 신약 등 의약품 등재는 선별등재제도(Positive List System)를 적용하여 운영하고 있다. 치료적 가치와 경제적 가치가 우수한 의약품을 선별하여 보험 등재하는 제도로 2006.12.29부터 시행하고 있다. 이 또한 건강보험 급여원리에 입각한 제도운영 방식이다. 고가의 의약품이라고 해서 기존 약제에 비해 반드시 효과가 우수한 것은 아니다. 경제적 가치와 치료적 가치를 함께 고려하여 선별적으로 건강보험에 등재하겠다는 원리로 건강보험 재정운영의 효율성과도 연계된 개념이다.

약제 중 최초등재제품인 신약은 약제급여평가위원회에서 약제의 급여여부에 대하여 평가하고 상한금액은 국민건강보험공단에서 협상을 통해 결정된다.

약제급여평가위원회에서 약제급여 여부 평가 시 임상적 유용성, 비용효과성, 제외국의 등재여부, 등재가격 및 보험재정 등을 고려하여 급여여부를 평가한다. 비용효과성 고려 시 의약품 경제성 평가를 의사결정의 자료로 활용한다.

※ 비용-효과성 평가 기준
- 경제성평가자료 제출
  ① 비용최소화 분석(Cost-minimization analysis): 신청약이 비교약제와 임상적 유용성이 동등(혹은 비열등)하다는 것을 입증할 경우
  ② 비용효과/효용 분석(Cost-effectiveness/utility analysis): 신청약이 비교약제에 비해 임상적 유용성이 개선되었다는 것을 입증할 경우
- 비교약제와의 비용효과성 평가 기준

분석법	비용 효과성 판단 기준
비용-효과(효용) 분석	ICER(비용효과비)
비용-최소화 분석	총 소요비용

- ICER의 임계값: 명시적인 임계값을 사용하지 않으며, 1인당 GDP를 참고범위로 하여, 질병의 위중도, 사회적 질병부담, 삶의 질에 미치는 영향, 혁신성 등을 고려하여 탄력적으로 평가하도록 함.

자료: 건강보험심사평가원(2021)

약제 산정은 최초등재제품이 1개 제품만 등재되어 있고 동일제제 등재 시 기등재된 재품 최고가의 53.55% 이하로 기준요건 충족 여부에 따라 차등 산정(생물의약품은 70%)한다. 이 때 최초등재제품도 53.55%로 조정(생물의약품은 70%)한다.

'12.1월 이후	'20.7월 이후
동일제제 동일가 (53.55%)	* 품질 조건 만족 수준에 따른 약가차등 • (개정 주요 내용) 제네릭 품목 개수 및 요건 충족에 따른 약가 차등 ▲ 일정개수(20개) 내에서는 순서와 상관없이 기준요건(자체생동 실시, 원료의약품 등록)과 연계하여 가격 조정 | 2개 모두 만족 | 1개 만족 | 0개 만족 | | 53.55% | 45.52% | 38.69% | ▲ 일정개수(20개) 후 등재 신청하는 제네릭 의약품은 최저가격의 85% 가격으로 등재 (기준요건 충족 여부는 고려하지 않음)

자료: 건강보험심사평가원(2021)

다만, 동일제재 등재 후 최초 1년 동안 최초등재제품은 최초가격의 70%(생물의약품은 80%), 동일제제는 59.5%(혁신형 제약기업 또는 원료 직접생산 68%, 생물의약품은 80%) 적용 될 수 있으며 기간은 공급회사가 3개 이하인 경우 2년, 약제급여평가위원회 심의 후 2년 한도 내에서 연장될 수 있다.

약제에 대한 사후관리와 관련해서는 실거래가 조사에 따른 약제 상한금액 조정 제도가 있다. 보건복지부장관이 요양기관이 제출한 요양급여 비용명세서를 근거로 약제 실거래가 조사를 실시하며 이를 근거로 약제의 상한금액을 직권으로 조정하는 제도이다. 조사는 2년 주기로 실시한다. 약제 실거래가 조사에 따라 산정된 가중평균가격이 약제 실거래가 조사기준일 당시의 상한금액보다 낮은 약제가 조정 대상이 된다.

또한, 약제사후 평가 업무가 있다. 제1차 국민건강보험 종합계획

(2019~2023년)에 근거하여 추진하는 평가업무로 기 등재 약제 중 임상적 유용성 여부 등을 고려한 급여적정성 재평가 제도이다. 제외국 등재 여부, 건강보험 청구현황 등의 모니터링과 임상적 유용성의 불확실성 등이 제기되는 약제들에 대한 급여적정성을 재평가하기 위한 업무이다. 급여적정성 평가 결과에 따라 급여기준을 조정하거나 약가를 인하 할 수 있다.

이외 약제 관리와 관련해서는 저가약 대체조제 의약품 관리, 퇴장방지의약품 관리, 리베이트 등 유통질서 문란 약제의 상한금액 감액 및 요양급여 적용 정지가 시행 중이다. 또한, 신약에 대한 환자 접근성 제고와 보험재정 등에 대한 불확실(risk)을 제약회사가 일부 분담하는 위험분담제도가 운영 중이다.

라. 건강보험 급여 관리

건강보험 급여행위에 대한 관리는 급여기준에 입각한 심사 및 평가를 통해 이루어짐[3]. 건강보험 급여기준은 보건복지부령은 정한 요양급여의 방법·절차·범위·상한 및 요양급여 제외대상 등의 기준(「국민건강보험법」 제41조 제2항 및 제3항 에 따른 「국민건강보험 요양급여의 기준에 관한 규칙」)을 말하는 것이다.

급여기준은 건강보험 급여의 방법 및 절차, 적응증, 횟수, 기간 등의 범위와 상한액을 관리하는 것으로 급여행위 비용의 적정성을 판단하는 역할을 한다. 의료기관이 환자 진료를 하고 진료비 청구를 하면 청구된 진료비의 적정성은 급여기준의 적합성 여부를 근거로 판단하게 된다. 이와

---

3) 여기에서 건강보험 급여는 질병, 부상, 출산 등에 대하여 실시한 진찰·검사, 약제·치료재료의 지급, 처치·수술 및 그 밖의 치료, 예방·재활, 입원, 간호 및 이송에 대한 비용으로 국민건강보험법 제41조 제1항에서 규정한 요양급여비용을 의미함. 이외 급여사항인 요양비, 부가급여(장제비, 상병수당 등), 장애인보조기기 등은 제외한다.

같은 진료비 심사 업무는 건강보험심사평가원이 담당한다.

이와 같이 급여기준은 요양기관 입장에서는 진료지침이 되고 건강보험심사평가원에서는 심사지침이 된다.

행위·치료재료의 급여기준 및 심사지침은 다음과 같은 과정을 통해 마련이 된다. 내·외부 건의(보건복지부 검토 요청 포함), 실무검토(기초 자료검토 및 의견수렴), 급여기준 제·개정 검토회의(진료심사평가위원회 및 외부 전문가자문회의), 보건복지부 보고(예측발생빈도, 소요재정 추계 등 포함), 보건복지부 고시, 고시공개(홈페이지 등, 필요시 급여기준 설명회: 의료·소비자·환자단체 대상)

약제의 급여기준 마련은 다음과 같은 경우가 대상이 된다. 새로이 등재되는 신규성분 약제와 기 등재성분 약제 중 허가사항 또는 제형·투여경로 변경약제, 상대적 고가 약제 및 식품의약품안전처장 허가사항을 초과하여 진료 상 반드시 필요한 경우 등이다.

약제 급여기준 설정시 세부검토기준은 의학적 타당성(약제의 국내·외 허가사항, 임상 진료지침·가이드라인 등), 대체 가능성(대체 가능한 약제 및 대체 치료법 등), 비용·효과성(동일 또는 유사약제의 1일 치료비용, 총 치료기간별 소요비용 비교), 급여기준 확대 시 추가소요재정 분석이 주된 세부검토기준이다. 약제급여기준 검토 절차는 급여기준 설정 의뢰가 발생하면 진료심사평가위원회 등의 심의를 거쳐 급여기준(안)을 설정한다. 이후 보건복지부 검토절차를 거쳐 급여기준을 고시한다.

또한, 급여기준에서 벗어난 비용부담 유형은 불인정, 비급여, 선별급여로 나누어 진다. 여기에서 비급여와 선별급여는 전액 환자부담이거나 비용의 일부를 환자가 부담한다.

불인정은 해당 의료서비스에 대해 건강보험 급여로 인정해주지 않는 것으로 의료기관이 환자에게 의료서비스를 제공했다 하더라도 그 비용을 환자와 보험자에게 징수할 수 없는 경우이다.

비급여는 의료기관이 가격을 임의로 설정하고 해당 비용을 환자에게 모두 지불하는 유형이다. 비급여대상은 비급여목록표에 개별 고시 된다(「국민건강보험 요양급여의 기준에 관한 규칙」 제9조 제1항 및 별표2). 미용·성형과 업무 또는 일상생활에 지장이 없는 질환 등에 있어 실시·사용되는 행위·약제, 치료재료가 해당된다. 그 밖에 건강보험급여원리에 부합하지 않은 경우도 비급여에 해당된다.

선별급여는 요양급여의 환자 본인부담금을 차등화(예, 50%, 80%)하여 급여행위를 제공하는 유형이다. 행위·치료재료·약제의 요양급여를 결정함에 있어 경제성 또는 치료효과성이 불확실하여 그 검증을 위하여 추가적인 근거가 필요한 경우에 해당 된다. 또한 경제성이 낮아도 가입자와 피부양자의 건강회복에 잠재적 이득이 있거나 이에 준하는 경우로서 요양급여에 대한 사회적 요구, 국민건강증진의 강화를 위하여 보건복지부장관이 인정하는 경우 예비적인 요양급여로 지정하는 것을 말한다.

보건복지부장관은 선별급여를 지정한 경우, 선별급여를 실시한 날부터 5년마다 치료효과, 비용효과 다른 요양급여와의 대체가능성, 국민건강에 대한 잠재적 이득 등 선별급여의 적합성 평가를 실시하여 요양급여 여부를 다시 결정하고 요양급여의 기준을 조정하여야 한다.

또한 선별급여 중 자료의 축적이나 의료이용의 관리가 필요한 경우에는 보건복지부장관이 해당 선별급여의 실시 조건을 사전에 정하여 이를 충족하는 요양기관만이 해당 선별급여를 실시할 수 있는데 이를 조건부 선별급여라 한다. 조건부 선별급여를 실시하는 의료기관은 선별급여의 실시에 따른 요양급여비용의 청구자료 등 필요한 자료를 보건복지부장관이 정하는 기준 및 절차에 따라 연 1회 이상 제출해야 한다.

한편, 문재인 정부의 보장성 강화 정책의 일환으로 도입한 예비급여라는 항목도 있다. 예비급여는 선별급여와 법적근거 및 기능은 동일하다. 선별급여를 확대 발전시킨 것으로 선별급여가 4대 중증질환 중심인 반면에 예비급여는 본인부담유형을 다양화하고 질환 제한이 없다.

<표 Ⅲ-12> 급여기준 외 비용부담 유형

구분	비급여	선별급여	예비급여
설명	의료기관이 가격을 임의로 설정하여 환자가 의료서비스 비용을 지불하는 유형	요양급여비용의 100/100범위 내에서 환자가 지불하는 본인부담금을 차등화(50%, 80%)하여 지불하는 유형	환자가 지불하는 본인부담금을 높게하여 급여적용(50%, 80%, 90%)
법적 근거	- 국민건강보험법 제41조 - 요양급여기준에 관한 규칙 제9조 제1항[별표2]	- 국민건강보험법 제41조의4 - 국민건강보험법 시행령 제18조의4 - 국민건강보험법 시행령 제19조 제1항[별표2]	
법적 주요 내용	○ 요양급여기준[별표2] 비급여대상 - 업무, 일상생활에 지장 없는 경우 - 신체 필수 기능개선 목적 아닌 경우 - 예방진료로서 질병·부상의 진료를 직접 목적으로 하지 않는 경우 - 보험급여시책상 급여 인정하기 어려운 경우 및 보험급여원리에 부합하지 아니한 경우(비용효과성 등 진료상의 경제성이 불문명하여 장관이 정하여 고시하는 경우 등) - 건강보험제도 여건상 급여로 인정하기 어려운 경우 - 약사법령에 따라 허가 범위를 벗어난 약제 중 보건 복지부장관이 정하여 고시한 비급여 사용대상	○ 선별급여 대상(시행령 제41조의4 -경제성 또는 치료효과성 등이 불확실하여 그 검증을 위하여 추가적인 근거가 필요한 경우 - 경제성이 낮아도 가입자와 피부양자의 건강회복에 잠재적 이득이 있는 경우 - 위의 조건에 준하는 경우로서 요양급여에 대한 사회적 요구가 있거나 국민건강 증진의 강화를 위하여 보건복지부장관이 특히 필요하다고 인정한 경우 ○ 주요 적용대상 및 특성 - 4대 중증질환(암, 심장병, 뇌질환, 희귀난치성질환) 보장성 강화 - 특정 항목에 대한 급여 전환 전에 본인부담금을 차등하는 것	○ 선별급여와의 차이점 - 4대 중증질환에서 일반적인 질환까지 확대 - 비용효과성이 낮아 비급여에 가까워 보이는 대상도 우선 급여의 틀 안에 두고 데이터를 축적하여 검증해 보자는 취지임

Ⅳ. 자원관리

1. 보건의료자원의 구성 원리

보건의료자원의 구성 원리는 의료자원의 개발 정도를 평가하기 위한 요소가 된다. 보건의료자원의 개발 정도에 대한 평가는 의료를 어떠한 측면에서 보는가에 따라 달라질 수 있다. 즉, 의료를 의료서비스 생산의 산출물로 보는 경우에는 보건의료자원이 의료를 얼마나 효율적으로 생산하는지가 가장 중요한 관심사인 반면, 의료를 건강을 달성하기 위한 투입물로 보는 경우에는 보건의료자원이 건강을 향상시키는데 얼마나 기여하는지가 중요한 문제이다. 따라서 보건의료자원을 평가하는 기준도 사회와 시기에 따라 다를 수 있다. WHO(1982)는 'International Development of Health Manpower Policy'에서 일반적으로 보건의료자원의 개발 정도를 평가할 때 고려하는 과제를 다음과 같이 제시하였다.

가. 양적 공급(quantity)

필요한 의료서비스 제공에 요구되는 의료자원의 양적 공급에 관한 과제로서 흔히 인구 당 자원의 양으로 표시한다.

나. 질적 수준(quality)

의료인력의 주요 기능 수행능력과 기술 및 지식 수준, 그리고 시설의 규모와 적정 시설 굽 정도를 뜻한다. 최근에는 건강수준이나 삶의 질, 부작용 등의 결과(outcome)를 질적 수준의 주요 지표로 삼는다.

다. 분포(distribution, coverage)

인력 자원의 지리적, 직종 간, 전문과목별 분포나 시설 자원의 지리적, 기능별, 규모별 분포가 주민의 의료 필요에 상응하게 분포되어 있는가에 관한 것이다.

라. 효율성(efficiency)

개발된 의료자원으로 의료서비스를 얼마나 산출해낼 수 있는가 또는 일정한 의료서비스를 생산하기 위하여 얼마나 많은 자원이 필요한가에 대한 것이다. 주민들이 가벼운 감기 치료를 위해 비용이 많이 드는 종합병원을 선호하기 때문에 우리나라에 필요보다 많은 종합병원이 설립된다면 이는 효율성에 문제가 있다고 판단할 수 있다.

마. 적합성(relevance)

여러 의료자원의 복합적 집합체로서 공급된 의료서비스의 역량이 대상 주민의 의료 필요에 얼마나 적합한가에 관한 것이다. 예를 들어 업무에 비해 수익이 적은 내과, 외과, 소아과, 산부인과보다 업무가 단순하며 수익이 많은 성형외과나 피부과 의사들이 많이 배출된다면 이는 지역주민들의 의료필요에 적합하지 않을 것이다. 또한 진단적, 중간단계, 추가적인 성격을 가지는 의료기술의 발전 방향도 헬스케어시스템 측면에서는 적합한 발전 방향이 아닐 것이다.

바. 계획(planning)

장래에 필요한 보건의료자원의 종류와 양을 얼마나 체계적이고 정확하게 예측하고 계획하는가 하는 문제이다. 예를 들어 우리나라의 경우 매우 급속한 노령화가 진행되고 있는데 이에 대한 수요를 감당할 수 있도록 의료인력의 계획이 필요하다.

사. 통합성(integration)

보건의료자원 개발의 중요 요소인 계획, 실행, 관리 등이 보건의료서비스 개발과 얼마나 통합적으로 이루어지는가 하는 문제이다. 당연히 '계획 따로 실행 따로' 수행된다면 통합적인 자원 개발이 어려울 것이기 때문에 계획, 실행, 관리, 평가 및 환류가 이루어져야만 효율적인 자원개발이 가능하다.

2. 보건의료 인력

가. 우리나라 보건의료인력의 현황

우리나라에는 의사인력을 비롯하여 수많은 보건의료인력이 보건의료서비스를 제공하고 있다. 보건의료인력이란 일반적으로 주민의 필요도와 요구에 대응하는 서비스를 공급하기 위하여 보건의료분야에 종사하거나 훈련 중인 개개인을 말한다. 우리나라 보건의료기본법에는 보건의료인을 보건의료관계법령이 정하는 바에 의하여 자격 및 면허 등을 취득하여 보건의료서비스에 종사하는 것이 허용된 자를 말한다고 규정하고 있다.

〈표 Ⅳ-1〉 보건의료인력의 종류와 업무

관련 법규		종별	종수	자격	교부처
의료법	2조	의료인(의사, 치과의사, 한의사, 간호사, 조산사)	5	면허	보건복지부
	81조	유사의료업자(접골사, 침사, 구사)	3	자격	시·도지사
	80조	간호조무사	1	자격	시·도지사
	82조	안마사	1	자격	시·도지사
	77조	전문의	26	자격	보건복지부
		치과전문의	10	자격	보건복지부
		한의사전문의	8	자격	보건복지부
	78조	전문간호사	13	자격	보건복지부
의료기사 등에 관한 법률	2조	의료기사(임상병리사, 방사선사, 물리치료사, 작업치료사, 치과기공사, 치과위생사)	6	면허	보건복지부
	1조	보건의료정보관리사, 안경사	2	면허	보건복지부
응급의료에 관한 법률	36조	응급구조사(1, 2급)	2	자격	보건복지부
국민건강증진법	12조의 2	보건교육사(1, 2, 3급)	3	자격	보건복지부
정신보건법	7조	정신보건전문요원(정신보건임상심리사, 정신보건간호사, 정신보건사회복지사 각 1, 2급)	6	자격	보건복지부
장애인복지법	63조	의지·보조기사	1	자격	보건복지부
약사법	3, 4조	약사, 한약사	2	면허	보건복지부
	44조	한약업사	1	자격	보건복지부
식품위생법	53조	조리사	1	면허	시·군·구청장
국민영양관리법	15조	영양사	1	면허	보건복지부
위생사에 관한 법률	3조	위생사	1	면허	보건복지부

나. 양적 공급

우리나라 의사 수는 면허발급 기준으로 1950년에 4,577명에서 1975년에는 16,800명, 2010년에는 101,371명, 2019년에는 126,724명으로 증가하였다. 2010년 대비 2019년의 최근 10년간을 살펴보면, 면허 발급 기준으로 의사와 치과의사는 1.25배, 한의사는 1.34배, 약사는 1.16배, 간호사는 1.54배 증가하여 최근 추세로는 간호사가 가장 많이 증가하였고, 약사는 큰 변동이 없었다.

〈표 Ⅳ-2〉 면허종별 의료인력 수

연도	의사		치과의사	한의사	약사	간호사	
	계	전문의				계	전문간호사
2010	101,371	73,428	25,379	19,065	60,956	270,274	11,883
2011	104,332	76,379	26,087	19,846	62,245	282,656	12,449
2012	107,221	79,508	26,791	20,600	63,647	295,254	12,854
2013	109,500	82,160	27,398	21,287	63,292	307,797	13,397
2014	112,407	85,262	28,123	22,007	63,150	323,041	13,794
2015	115,976	88,749	28,942	23,178	65,510	338,629	14,176
2016	118,696	91,688	29,632	23,393	66,992	355,772	14,549
2017	121,571	94,799	30,333	24,187	68,616	374,990	14,854
2018	123,106	97,271	30,907	24,818	69,347	394,627	15,239
2019	126,724	100,161	31,629	25,524	70,904	414,983	15,546

자료: 보건복지통계연보

이와 같은 직종 간 양적 공급의 차이는 국가시험 합격자 수에서 그 이유를 찾을 수 있는데 약사의 경우 2013년과 2014년에 262명, 116명으로 국가시험 합격자가 감소하였다. 이것은 약학대학의 편제가 변경되면서 약사 시험 응시자가 감소한 과도기였기 때문이다. 반면 간호사의 경우 2010

년 국가시험 합격자 수가 11,857명에 불과하였으나 2019년에는 20,622명으로 크게 증가하였기 때문에 간호사 수가 증가한 것을 알 수 있다.

〈표 Ⅳ-3〉 면허종별 국가시험 합격자 수

연도	의사	치과의사	한의사	약사	간호사
2010	3,224	800	769	1,423	11,857
2011	3,095	737	823	1,390	12,519
2012	3,208	775	823	1,614	12,840
2013	3,032	766	869	262	13,061
2014	3,200	792	782	116	15,455
2015	3,125	725	772	1,695	15,743
2016	3,105	767	756	1,799	17,500
2017	3,095	746	775	1,868	19,473
2018	3,204	745	797	1,839	19,927
2019	3,115	790	721	1,896	20,622

자료: 보건복지통계연보

면허를 가진 의료인력이 실제 임상 현장에서 의료서비스를 제공하고 있는지는 다른 차원의 문제이다. 아래 표는 병의원에서 근무하고 있는 의료인력의 현황을 보여주는 것이다. 이를 면허자와 비교해보면 의사, 치과의사, 한의사의 경우 전체 면허 소지자의 약 80%가 병의원에 근무하는 한편 간호사의 경우에는 면허 소지자 중 약 절반 가량만이 병의원에 근무하고 있다. 이에 따라 병의원에서 간호사 부족 문제를 지속적으로 제기하고 있다.

<표 Ⅳ-4> 병의원 종사 의료인력 수

연도	의사	치과의사	한의사	약사	간호사
2010	79,966	20,283	15,235	3,672	110,803
2011	82,463	20,884	15,935	4,235	113,514
2012	84,732	20,388	16,503	4,358	115,273
2013	88,463	22,039	17,245	4,435	129,446
2014	90,678	22,561	17,789	4,511	141,856
2015	92,919	23,183	18,256	4,710	152,865
2016	95,597	23759	18,769	4,910	174,580
2017	98,287	24,895	19,401	6,329	180,654
2018	100,573	25,374	19,809	6,514	190,054
2019	103,754	26,051	20,659	6,869	210,137

자료: 보건복지통계연보

병의원에 종사하는 의료인력의 수가 직종별로 차이가 나기 때문에 의료기관에서 활동 중인 보건인력 1인당 국민의 수도 차이가 있다.

<표 Ⅳ-5> 의료기관 활동중인 보건인력 1인당 국민 수

연도	의사	치과의사	한의사	약사	간호사
2010	619	2,443	3,252	13,495	447
2011	605	2,391	3,133	11,791	439
2012	592	2,347	3,041	11,519	435
2013	570	2,288	2,924	11,370	389
2014	559	2,249	2,852	11,249	357
2015	549	2,200	2,794	10,831	333
2016	535	2,155	2,728	2,728	293
2017	522	2,063	2,647	8,115	284
2018	513	2,033	2,609	7,922	271
2019	498	1,984	2,502	7,527	246

▶ **Ⅳ. 자원관리**

　의료인력의 적정 공급 규모를 정하기란 매우 어려운 일이다. 한 국가의 의료인력에 대한 과부족을 설명할 때 국가 간의 '의료인력 대 인구 비'를 많이 사용하고 있다. 우선 인구 천명당 임상 의사 수는 살펴보면, 우리나라는 2014년 인구 천명당 의사 수가 2.2명에서 2019년 2.5명으로 증가하여 일본과 유사한 수준이었다. 그러나 아직도 캐나다 2.7명, 프랑스 3.2명, 독일 4.4명, 네덜란드 3.7명, 뉴질랜드 2.3명, 영국 3.0명, 미국 2.6명에 비해서는 상대적으로 의사 수가 충분하지 못하다고 할 수 있다.

〈표 Ⅳ-6〉 인구 천명당 임상 의사 수

국가	2014	2015	2016	2017	2018	2019
한국	2.2	2.2	2.3	2.3	2.4	2.5
캐나다	1.9	2.0	2.0	2.1	2.2	2.7
프랑스	3.1	3.1	3.1	3.2	3.2	3.2
독일	4.1	4.1	4.2	4.3	4.3	4.4
일본	2.4	-	2.4	-	2.5	2.5
네덜란드	3.4	3.5	3.5	3.6	3.7	3.7
뉴질랜드	2.9	3.1	3.1	3.3	3.4	3.4
영국	2.8	2.8	2.8	2.8	2.8	3.0
미국	2.6	2.6	2.6	2.6	2.6	2.6

자료: OECD Health Data, 2021

　의사의 수가 OECD 다른 국가에 비하여 상대적으로 적은 것은 인구 10만명당 의학계열 졸업자 수가 다른 국가에 비하여 적기 때문이다. 2014년에 비하여 2019년에 오히려 인구 10만명당 의학계열 졸업자 수는 감소하여서 7.4명으로 일본의 7.1명보다는 다소 많지만, 호주 15.9명, 캐나다 7.6명, 프랑스 9.5명, 독일 12.3명, 네덜란드 15.1명 뉴질랜드 9.9명, 영국 13.1명, 미국 8.1명에 비해서는 낮았다. 의학계열 졸업자 수는 의학계열 대학의 입학 정원과 관련이 있어서 의학계열 대학의 입학 정원을 늘리게 되면 의학계열 졸업자 수가 증가하게 되고 이에 따라 면허 의사 수가 증가하게 된다. 그러나 의학계열의 경우 입학에서부터 졸업까지 장시간 소요되며 실제 의료현장에서 근무할 수 있는 수련이 끝나기까지 시간이 걸리기 때문에 정원 증가가 곧바로 인력 증가로 이어지지는 않는다.

〈표 Ⅳ-7〉 인구 10만명당 의학계열 졸업자 수

국가	2014	2019
한국	7.8	7.4
호주	15.3	15.9
캐나다	7.9	7.6
프랑스	8.1	9.5
독일	11.9	12.3
일본	6.0	7.1
네덜란드	14.5	15.1
뉴질랜드	8.7	9.9
영국	13.5	13.1
미국	7.3	8.1

자료: OECD Health Data, 2021

의사의 양적 충분성에 대해서는 연구마다 다소 차이가 있는 결과를 보이고 있다. 환자 진료량을 기준으로 의사수급을 추계한 연구에서는 공급이 수요를 상회하고 있어 앞으로 의사의 부족현상은 없다고 보고하기도 하였다. 의료공급체계의 개편, 건강보험 지불보상제도의 변경, 의학기술의 발전에 따른 의사의 생산성 변화 등에 따라 의사인력의 수급상황은 달라질 수 있다. 의사인력의 부족현상은 국민들의 기본적인 의료 수요를 충족시키지 못하여 국민의 건강권을 보장하지 못하는 문제점이 있지만 의사인력이 적정 수준을 넘어설 경우 의사유인수요 현상이 나타나 국민의료비의 증가와 더불어 의료제도가 왜곡될 가능성이 있다.

인구 천명당 임상 간호인력 수는 우리나라가 다른 국가에 비하여 현저히 낮은 수준을 보이고 있다. 우리나라는 2014년 인구 천명당 임상 간호인력이 5.6명에서 2019년 7.9명으로 크게 증가하였으나 2019년 기준 호주의 12.2명, 캐나다의 10.0명, 독일의 14.0명, 일본의 11.8명, 네덜란드의 10.7명, 뉴질랜드의 10.2명, 영국의 8.2명에 비하여 낮은 수준이었다. 간호사의 경우 면허자 중 임상 현장에서 근무하는 비율도 낮아서 관련된 정책의 시행이 필요하다.

〈표 Ⅳ-8〉 인구 천명당 임상 간호인력 수

국가	2014	2015	2016	2017	2018	2019
한국	5.6	5.9	6.8	6.9	7.2	7.9
호주	11.3	11.4	11.6	11.7	11.9	12.2
캐나다	9.8	9.9	10.0	10.0	10.0	10.0
독일	12.6	12.7	12.8	13.1	13.2	14.0
일본	11.0	-	11.3	-	11.8	11.8
네덜란드	10.3	10.5	10.7	10.9	11.1	10.7
뉴질랜드	10.1	10.3	10.3	10.2	10.3	10.2
영국	7.9	7.9	7.9	7.8	7.8	8.2

자료: OECD Health Data, 2021

다. 분포

의료인력의 지역 간 분포를 살펴보면, 서울에 의사, 치과의사, 한의사, 간호사가 모두 가장 많으며, 이로 인하여 의료인력 1인당 인구 수는 대체로 서울이 가장 적다. 그 편차는 큰 것으로 나타나서 의사의 경우 서울은 의사 1인당 인구 수가 330명인데 반하여, 세종은 1,147명, 경북은 744명이었다. 치과의사 1인당 인구 수가 서울은 1,370명이었으나 세종은 2,862명, 경북은 2,846명, 경남은 2,510명으로 차이가 컸다. 한의사 1인당 인구 수는 전북이 1,983명으로 가장 적었고, 세종이 3,362명, 인천이 3,038명이었다. 간호사 1인당 인구 수는 부산이 187명, 서울이 190명인데 반하여 세종은 1,574명, 충북이 344명으로 편차가 컸다.

〈표 Ⅳ-9〉 시도별 의료인력 및 의료인력 1인당 인구 수

지역	의료인력 수				의료인력 1인당 인구 수			
	의사	치과의사	한의사	간호사	의사	치과의사	한의사	간호사
서울	30,359	7,308	5,018	52,727	330	1,370	1,995	190
부산	8,008	1,757	1,691	18,514	433	1,973	2,050	187
대구	5,908	1,330	1,146	12,557	418	1,856	2,154	197
인천	5,071	1,298	997	11,639	597	2,334	3,038	260
광주	3,658	1,009	723	8,949	405	1,467	2,047	165
대전	3,726	852	741	7,153	401	1,753	2,016	209
울산	1,754	504	410	4,612	666	2,318	2,850	253
세종	302	121	103	220	1,147	2,862	3,362	1,574
경기	21,210	5,788	4,512	39,694	644	2,359	3,026	344
강원	2,719	669	528	6,043	574	2,333	2,956	258
충북	2,529	634	639	4,767	649	2,588	2,568	344
충남	3,198	924	836	5,940	686	2,375	2,625	369
전북	3,689	917	934	7,652	502	2,020	1,983	242
전남	3,128	767	830	8,539	608	2,482	2,293	223
경북	3,662	957	1,027	9,577	744	2,846	2,652	284
경남	5,532	1,370	1,257	13,972	622	2,510	2,736	246
제주	1,175	281	238	2,738	593	2,479	2,927	254

자료: 통계청 KOSIS

우리나라의 의료인력 분포의 지역 간 편차는 큰 것으로 나타났고 이러한 불균형은 도시와 농어촌으로 구분하여 본다면 더욱 심각할 것으로 예상되어 형평성 문제와 관련이 있다. 그런데 의사인력의 지리적 분포는 의료수요나 경제적 요인에 의해 결정되기도 하지만 지역사회의 문화, 교통, 통신, 교육 등 다양한 요인에 의해 영향을 받는다. 의사인력의 지역별 불균형을 해소하고 농어촌 지역 주민의 의료접근성을 향상시키기 위해 1978년에 도입한 공중보건의 제도는 농촌지역에 의사를 확보하여 접근성을 높이는데 획기적으로 기여하고 있지만 최근 의과대학생 중 여학생의 비율과 병역을 마친 학생의 비율 증가로 차질이 예상된다.

라. 효율성

건강의 향상은 고급 인력에 의해서만 가능한 것은 아니다. 즉, 경미한 환자를 치료하는 데는 전문의보다 일반의가 더 효율적일 수 있다. 일반의가 전문의보다 흔한 질병에 대한 더욱 많은 경험을 가지고 있는 경우가 많기 때문이다. 이러한 측면에서 효율성을 평가할 수 있다.

전문의 제도는 미국에서 시작되어 발달되었지만 우리나라는 미국과는 다른 동기에서 이 제도가 발전되었다. 우리나라의 전문의 제도는 개원의의 전문과목 표방의 필요성에 의해 생겨나 무분별하게 양성되어 왔기 때문에 여러 가지 문제가 제기되었다. 그 중에서도 전문의의 양적 팽창에 따른 일차 진료의사의 부족과 전문의 구성의 문제 등이 중요하게 부각되었다.

우리나라는 현재 26개 전문과목의 전문의를 양성하고 있는데 수련기간은 인턴 1년, 레지던트 3~4년이다. 의료인력 중에서 한의사는 8개 전문과목에 전문의 제도를 도입하여 2000년 3월부터 수련을 시작하였고 치과의사는 10개 전문과목에 대해 2004년부터 수련을 시작하였는데 이들 전문의 과정은 인턴 1년에 레지던트 3년으로 되어 있다. 전문의 경우는 일부 전문과목에서 수급불균형이 발생하더라도 다른 전문의로 대체할 수 없기 때문에 전문의의 수급계획은 전체 의사인력 수급계획 못지않게 중요한 과제가 된다. 따라서 전체 의사인력의 수급 계획과 함께 전문의의 수급계획이 수립되어 상호 비교 검토되어야만 전문의 인력의 낭비를 방지하고 국민에게 적정 수준의 의료서비스를 제공할 수 있게 된다.

2010년부터 2019년의 통계를 살펴보면, 2010년 의사 중 전문의는 73,428명으로 전체 의사 중 72.4%를 차지하였으나 이러한 비율은 지속적으로 증가하여 2019년에는 전체 면허의사 126,724명 중 전문의는 100,161명으로 79.0%를 차지하였다. 그런데 전체 의사 중에서 전문의의 비중이 높고 일반의의 비중이 낮을 경우에는 일차 의료의 질 저하, 국민의료비의 증가, 의료기관이나 의사인력 간의 기능 중복 등의 문제가 발생하게 된다. 최근에는 전문과목 간의 전공의 지원율에 큰 차이를 보일 뿐 아니라 흉부외과, 외과, 비뇨의학과, 병리과 등 일부 전문과목은 전공의 모집 정원에 지원자가 계속적으로 크게 미달되어 적정 의료서비스 제공에 어려움이 야기되고 있다.

마. 질적 수준

보건의료인력의 질적 수준은 의학적으로 환자가 필요로 하는 의료서비스에 비해 너무 높거나(overqualification), 너무 낮아도(underqualification) 모두 바람직하지 못하다. 현재 보건의료인력에 대한 질을 강화하기 위해서 면허시험 제도가 지속적으로 개선되고 있다. 그러나 일단 한번 면허시험을 통과한 후에는 별다른 자격제한을 두지 않는 현재의 제도보다는 지속적인 보수교육과 자격갱신 프로그램을 운영하는 것이 더욱 효과적일 수 있다.

바. 보건의료인력의 기획

보건의료인력 정책은 교육정책이면서 의료정책이라는 측면을 간과해서는 안된다. 즉, 의료인력의 기획이나 활용은 의료기획이지만 실제 의료인력을 양성하는 것은 국가 교육 체계 내에서 이루어지는 교육정책의 영역이다.

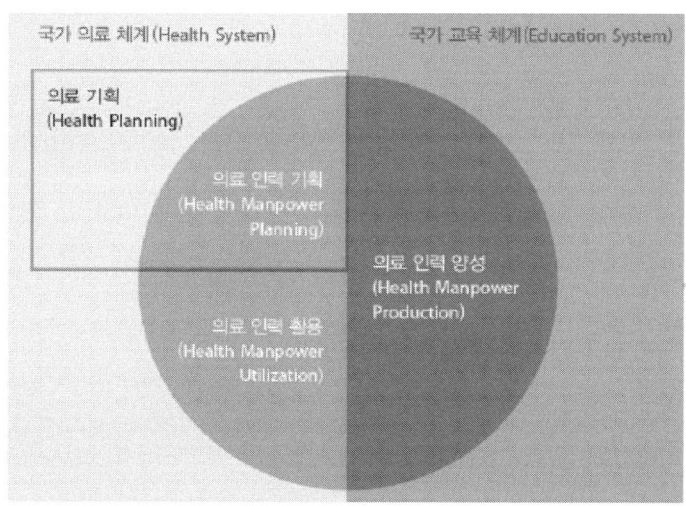

〔그림 Ⅳ-1〕 보건의료인력 정책의 구성

자료: 신영수, 김용익 편. 의료관리. 서울대학교 출판문화원, 2013

보건의료인력에 대한 정책은 정부 부처에서 국회나 정부의 기획부처에서 종합적인 계획을 수립하고 보건복지부, 교육부에서 부처별 계획을 세우며, 각 부처의 관련 부서에서 행정 행위를 실행하는 과정을 거친다. 과거에 의과대학의 설립과 정원 책정이 합리적인 근거없이 정치적으로 결정

◆ 헬스케어시스템 매니지먼트 ◆

되는 경우가 있었는데 이 때문에 소규모 의과대학이 많이 생겨났고 의학교육의 질을 저하시키는 요인으로 지적되기도 하였다. 따라서 보건의료인력 정책은 기획 과정에서 국민의 요구도 및 수요에 근거하여 중·장기 수급추계를 통해 적정 수의 인력을 양성하도록 하고 인력수급 모니터링 체계를 구축하여 효율적으로 관리하도록 하여야 한다.

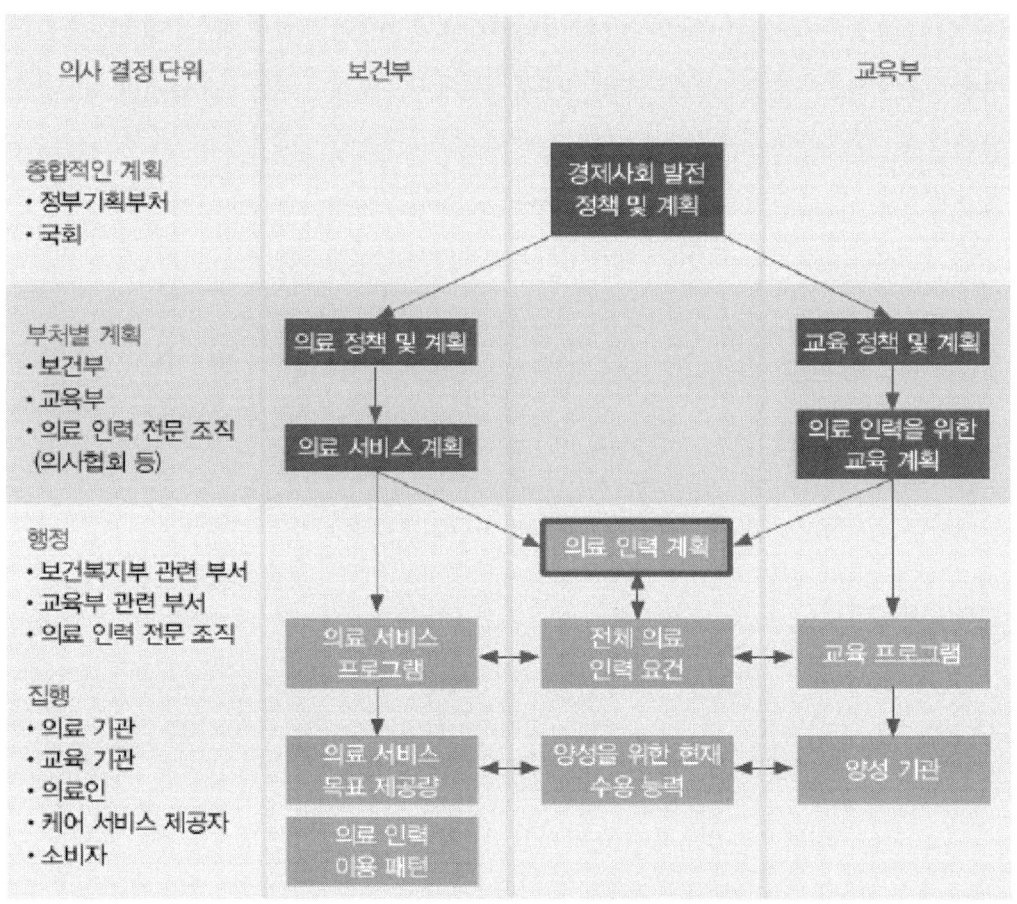

〔그림 Ⅳ-2〕 보건의료인력 정책과정

자료: 신영수, 김용익 편. 의료관리. 서울대학교 출판문화원, 2013

3. 보건의료 시설

보건의료시설은 의료서비스의 3대 생산요소인 의료인력, 물적 자본, 중간재 중 물적 자본의 중요 구성요소가 된다. 보건의료시설은 의료서비스의 생산요소이지만 의료서비스가 필요한 사람이 의료서비스를 제공하는 사람과 만나는 장소가 된다. 의료제공자와 의료소비자가 만나는 목적도 단순히 진단이나 치료에서부터 건강증진을 위한 상담과 예방보건의 활동까지 확장되고 있어 보건의료시설의 의미 또한 다양해지고 있다.

가. 보건의료시설의 종류 및 기능

의료법 제3조에 의하면 의료기관은 크게 의원급 의료기관, 조산원, 병원급 의료기관으로 구분된다. 병원급 의료기관에는 병원, 치과병원, 한방병원, 요양병원, 정신병원, 종합병원이 포함된다. 종합병원은 100개 이상의 병상을 갖추되 100병상 이상 300병상 이하인 경우에는 내과·외과·소아청소년과·산부인과 중 3개 진료과목, 영상의학과, 마취통증의학과와 진단검사의학과 또는 병리과를 포함한 7개 이상의 진료과목을 갖추고 각 진료과목마다 전문의를 두도록 되어 있고, 300병상을 초과하는 경우에는 내과, 외과, 소아청소년과, 산부인과, 영상의학과, 마취통증의학과, 진단검사의학과 또는 병리과, 정신건강의학과 및 치과를 포함한 9개 이상의 진료과목을 갖추고 각 진료과목마다 전속하는 전문의를 두도록 명시하였다. 상급종합병원은 종합병원 중에서 보건복지부 장관이 지정하며 전문병원은 병원급 의료기관 중에서 특정 진료과목이나 특정 질환 등에 대하여 난이도가 높은 의료행위를 하는 병원을 지정하도록 되어 있다.

2020년 7월 1일에 보건복지부 고시로 의료기관의 종류별 표준업무규정을 시행하고 있다. 이 규정에는 의원, 병원 및 종합병원, 상급종합병원에 대해서 표준업무를 명시하였다.

〈표 Ⅳ-10〉 의료기관 종류별 표준업무

구분	표준업무
의원	1. 간단하고 흔한 질병에 대한 외래진료 2. 질병의 예방 및 상담 등 포괄적인 의료서비스 3. 지역사회 주민의 건강 보호와 증진을 위한 건강관리 4. 장기 치료가 필요한 만성질환을 가진 환자로서 입원할 필요가 없는 환자의 진료 5. 간단한 외과적 수술이나 처치 등 그 밖의 통원치료가 가능한 환자의 진료 6. 다른 의원급 의료기관으로부터 의뢰받은 환자의 진료 7. 병원, 종합병원, 상급종합병원의 표준업무에 부합하는 진료를 마친 후 회송받은 환자의 진료
병원과 종합병원	1. 일반적인 입원, 수술 진료 2. 분야별로 보다 전문적인 관리가 필요한 환자의 진료 3. 장기 치료가 필요한 만성질환을 가진 환자로서 입원할 필요가 있는 환자의 진료 4. 당해 의료기관에 입원하였던 환자로서 퇴원 후 당해 의료기관에서 직접 경과의 관찰이 필요한 환자의 진료 5. 의원 또는 다른 병원, 종합병원으로부터 의뢰받은 환자의 진료 6. 제5조 각 호에 해당하나 합병증 등 다른 질환을 동반하여 당해 의료기관에서 입원, 수술 등이 필요한 환자의 진료 7. 상급종합병원으로부터 회송받은 환자의 진료 8. 장기입원이 필요한 환자의 진료
상급종합병원	1. 수술, 시술 등 고난이도의 치료기술을 필요로 하는 중한 질병의 진료 2. 치사율이 높고 합병증 발생 가능성이 높은 질환을 가진 환자의 진료 3. 다수 진료과목의 진료와 특수 시설·장비의 이용이 필요한 환자의 진료 4. 희귀·난치성 질환을 가진 환자의 진료

	5. 중증질환에 대한 전문진료 분야별 전문진료센터의 운영
	6. 당해 의료기관에 입원하였던 환자로서 퇴원 후 당해 의료기관에서 직접 경과의 관찰이 필요한 환자의 진료
	7. 의원, 병원, 종합병원 또는 다른 상급종합병원으로부터 의뢰받은 환자의 진료
	8. 제5조 및 제6조 각 호에 해당하나 합병증 등 다른 질환을 동반하여 당해 의료기관에서 입원, 수술 등이 필요한 환자의 진료
	9. 의료인 교육, 의료에 관한 연구와 개발 등 의료의 발전과 확산

자료: 의료기관의 종류별 표준업무규정

이 고시에서는 의원은 간단하고 흔하게 발생하는 질환, 상담 및 관리 등 외래진료를 통해 입원 등 환자의 상태가 악화되는 것을 예방할 수 있는 질환을 치료하도록 권장하고, 병원과 종합병원에서는 일반적인 입원, 수술, 분야별로 보다 전문적인 관리가 필요한 질환을, 상급종합병원에서는 고난이도의 치료기술, 특수 시설과 장비의 활용이 필요한 중한 질환, 희귀난치성 질환을 다루도록 권장하고 있다.

〈표 Ⅳ-11〉 의료기관 종류별 권장질환의 예시

구분	권장질환
의원	다래끼 및 콩다래끼, 눈물계통의 장애, 노년성 백내장, 굴절 및 조절의 장애, 결막염, 외이염 급성 코인두염(감기), 다발성 및 상세불명 부위의 급성 상기도 감염, 급성 부비동염, 급성 인두염, 급성 편도염, 급성 후두염 및 기관염, 급성 기관지염, 혈관운동성 및 알레르기성 비염, 만성 비염, 코인두염 및 인두염 소화불량, 감염성 및 상세불명 기원의 기타 위장염 및 결장염, 위-식도 역류병, 상세불명 부위의 소화성 궤양, 위염 및 십이지장염, 기타 비감염성 위장염 및 결장염, 자극성 장증후군, 기타 기능성 장장애 지질단백질 대사장애 및 기타 지질증 백선증(피부사상균증) 등통증, 윤활막염 및 힘줄윤활막염, 기타 골부착부병증, 달리 분류되지 않은 기타 연조직 장애

	손목 및 손부위, 무릎, 발목 및 발부위의 관절 및 인대의 염좌 및 긴장 질 및 외음부의 기타 염증 본태성(원발성) 고혈압 인슐린-비의존 당뇨병 그 밖에 「본인일부부담금 산정특례에 관한 기준」 제6조에 따른 약국 요양급여비용총액의 본인부담률 산정특례대상질환(이하 "약국요양급여비 산정특례대상질환"이라고 한다) 기타 외래진료를 통해 입원을 예방할 수 있는 질환
병원과 종합병원	퇴행성 신경계 질환, 뇌진탕, 비특이성 대뇌혈관 질환 급성안염, 신경성 안 질환 평형장애, 청각장애, 비출혈 만성 폐색성 폐질환, 폐부종 및 호흡부전, 폐결핵, 폐렴, 천식(약국요양급여비 산정특례대상질환은 제외한다) 급성 심근경색증, 급성 및 아급성 심내막염, 심부전, 협심증 소화성 궤양, 위장관 출혈, 위장관 폐색, 복막 감염 간경변증, 간염, 담도 질환, 췌장 질환 척추 질환 및 손상, 관절 질환 및 손상, 골수염, 감염성 관절염, 결체조직 질환 피부궤양, 피부, 피하조직 및 유방의 외상 내분비질환, 선천성 대사 장애 신부전, 신장 감염, 요로결석 양성 전립선 비대증, 생식계 염증 및 감염 자궁외 임신 적혈구 질환 및 응고 장애, 바이러스성 질환 패혈증, 수술 후 및 외상 후 감염 약물 중독 화상 열성 경련 신생물(악성종양) 중 치료의 난이도가 비교적 낮은 질환(갑상선 암 등) 의원급 의료기관의 권장질환임에도 불구하고 합병증이 동반되거나 환자의 병기·상태를 고려하여 병원·종합병원에서 치료가 필요하다고 의학적으로 판단된 경우
상급종합 병원	신생물(신경계, 이비인후 및 구강, 호흡기계, 소화계, 간담도계 및 췌장, 근골격계 및 결체조직, 피부, 피하조직 및 유방, 신장 및 요로, 생식계 등) 이식술(간, 폐, 심장, 신장, 골수, 피부 등) 두개내 혈관수술 기타 주요 개두술 심장판막 및 기타 주요 심흉부 수술, 심근경색증 다발성 외상 등 중증외상질환, 중증 화상

	근육병, 다발성경화증, 선천 기형, 염색체 이상 등 희귀난치성 질환
	의원급 의료기관과 병원, 종합병원에서 치료할 수 있으나 합병증이 동반된 질환
	의원급 의료기관과 병원, 종합병원에서 진료중이나 명확한 원인을 알 수 없어 보다 정밀한 진단이 필요하다고 의뢰한 경우
	의원급 의료기관과 병원, 종합병원에서 치료중이나 증상이 호전되지 않는 경우

자료: 의료기관의 종류별 표준업무규정 별표

보건의료시설 중에서 중요한 기능과 역할을 하는 병원은 다음의 특성이 있다.

① 일반적으로 건립에 많은 자금이 소요되고 건립 후에는 수십 년간 고정적으로 위치하여 기능하게 되어 건립된 후에는 확장·변경·수정이 어렵고 비용이 많이 든다. 따라서 설계 시공 시 장기적 계획과 최대한의 융통성이 부여되어야 한다.

② 의료인력 및 다른 관련 자원을 유치하는 전제 자원이 되기 때문에 의료인력의 분포는 물론 의료제공체계의 운영 효과에 직접 영향을 미친다. 따라서 시설의 위치, 규모, 설비투자 등이 지역 전체 의료체계의 운영과 균형적으로 계획되어야 한다.

③ 지역주민이 의료이용과 의료이용행태를 결정하는 주요한 요인이 되므로 지역사회의 사회경제적 환경, 사회간접자본의 수준, 질병의 종류와 양, 관련 의료기관의 서비스 종류와 양 등에 관한 현재와 미래를 고려하여 설계되어야 한다.

④ 다양한 서비스를 제공하여야 하므로 이들 간의 독자성을 보장함과 동시에 연계 및 조정이 용이하여야 한다.

⑤ 의사를 비롯한 다양한 의료인의 작업장이므로 진료의 효율성을 제공하기 위한 각종 표준 기준과 인간공학적 설계에 근거해서 건립되어

야 하며 발전하는 신기술의 수용이 용이하여야 한다.
⑥ 의료시설의 내부 환경적 수준은 환자의 만족도에 영향을 미칠 수 있으므로 의료서비스의 한 구성요소로 간주되어야 한다.

나. 양적 공급

우리나라는 1980년 이후 병원과 의원 등 의료기관이 급격히 증가하였고 2005년 이후에는 요양병원의 설립이 크게 증가하였다. 2010년부터 최근 10년간의 추이를 살펴보면, 종합병원은 312개소에서 356개소로 큰 차이가 없는 반면, 한방병원은 159개에서 353개로 2.22배 증가하여 개소 수로는 가장 크게 증가하였다. 이와 더불어 요양병원은 849개에서 1,468개로 1.73배 증가하였다. 의원은 27.334개에서 32,441개로 1.19배 증가하였고 치과의원은 188개에서 239개, 한의원은 11,804개에서 14,442개로 증가하였다.

▶ Ⅳ. 자원관리

〈표 Ⅳ-12〉 의료기관 수

연도	종합병원	요양병원	일반병원	의원	치과병원	치과의원	한방병원	한의원
2010	312	849	1,154	27,334	188	14,074	159	11,804
2011	319	975	1,245	27,909	199	15,002	178	12,305
2012	323	1,087	1,327	28,762	202	14,800	199	12,440
2013	324	1,228	1,331	28,816	200	15,579	203	12,816
2014	321	1,304	1,436	30,689	202	15,933	234	13,135
2015	337	1,335	1,492	29,363	213	16,584	260	13,605
2016	341	1,386	1,510	30,157	223	16,996	282	13,860
2017	344	1,422	1,464	30,958	231	17,383	312	14,155
2018	353	1,448	1,461	31,672	237	17,664	307	14,329
2019	356	1,468	1,486	32,441	239	17,955	353	14,442

자료: 보건복지통계연보

　의료기관의 증가에 따라 병상 수도 크게 증가하였는데 의료기관 종별로 차이가 있었다. 2019년 현재 요양병원의 병상 수가 273,284개로 가장 많았으며, 일반병원, 종합병원의 순이었다. 또한 요양병원 병상 수는 2010년 112,827개에서 273,284개로 2.42배 증가하여 가장 많이 증가한 것으로 보고되었고, 반면 의원은 2010년 88,204개에서 57,140개로 감소하였다. 요양병원과 더불어 한방병원의 병상 수도 크게 늘어나서 9,491개에서 22,794개로 2.4배 증가하였다.

<표 Ⅳ-13> 입원진료 병상 수

연도	종합병원	요양병원	일반병원	의원	치과병원	치과의원	한방병원	한의원
2010	132,961	112,827	130,670	88,204	328	45	9,491	1,312
2011	137,728	135,294	145,525	86,577	351	90	10,643	1,304
2012	138,850	161,054	155,020	81,869	317	61	11,947	1,537
2013	141,425	192,659	155,861	79,641	307	92	12,588	1,946
2014	144,982	213,986	163,574	76,138	277	76	14,131	2,393
2015	147,445	227,087	149,630	72,671	270	72	16,430	2,470
2016	149,018	246,373	190,125	75,170	267	80	17,979	2,920
2017	150,160	259,730	167,970	68,804	263	94	20,182	3,098
2018	152,104	272,469	163,608	62,763	262	95	20,038	3,368
2019	152,977	273,284	160,929	57,140	452	103	22,794	4,119

자료: 보건복지통계연보

　이와 같은 병상 수를 OECD 국가와 비교하였는데 인구 천명당 병상 수는 다른 국가에 비하여 많은 것으로 보고되었다. 2018년 기준 우리나라 인구 천명당 총 병상 수는 12.4개로 일본의 13.0개 다음으로 많았다. 독일은 2018년 통계는 발표되지 않았으나 2017년 인구 천명당 8.0개, 캐나다는 2.6개, 프랑스는 5.9개, 네덜란드는 3.2개, 뉴질랜드 2.6개이었다. 그런데 총 병상 수를 급성기 병상과 요양병상으로 구분하면 2018년 우리나라의 급성기 병상은 인구 천명당 7.1개로 일본 다음이었으나 요양병상은 36.9개로 우리나라가 가장 많았다. 이러한 결과는 요양병원이 증가하면서 최근 대형화되고 있어 병원 당 병상 수가 많아진데 기인한다.

〈표 Ⅳ-14〉 인구 천명당 병상 수

국가	2016			2017			2018		
	총병상	급성기병상	요양병상	총병상	급성기병상	요양병상	총병상	급성기병상	요양병상
한국	12.0	7.1	36.4	12.3	7.1	36.7	12.4	7.1	36.9
캐나다	2.6	2.0	2.7	2.5	2.0	2.6	2.6	2.0	2.5
프랑스	6.1	3.2	2.5	6.0	3.1	2.4	5.9	3.0	2.4
독일	8.1	6.1	0.0	8.0	6.0	0.0	-	-	-
일본	13.1	7.8	9.8	13.1	7.8	9.5	13.0	7.8	9.2
네덜란드	3.4	2.9	2.2	3.3	2.8	2.1	3.2	2.7	1.9
뉴질랜드	2.7	2.7	0.1	2.7	2.7	0.2	2.6	2.6	0.1
미국	2.8	2.4	1.2	2.9	2.5	1.2	-	-	-

자료: OECD Health Data, 2021

앞서 살펴본 의료인력의 경우에는 OECD 국가에 비하여 상대적으로 적었으나 병상 수는 많은 것으로 나타나서 인력과 시설간의 불균형을 보여주고 있다.

다. 분포

의료기관의 지역별 분포는 의료인력의 지역별 분포에 직접적인 영향을 미친다. 우리나라의 경우 2016년에 일반병원의 82.1%, 의원의 89.1%가 도시지역에 위치하고 있으며 일반병원 병상 수의 73.8%, 요양병원 병상 수의 76.6%가 도시에 집중되어 있다. 2019년 통계를 살펴보면, 서울에는 종합병원이 57개 설치되어 있는 반면, 충북, 충남, 전북에는 13개로 큰 차이를 보이고 있음을 알 수 있다. 또한 의원의 경우에도 서울에는 8,635개가 설치된 반면 전남에는 940개로 격차가 컸으며 치과의원의 경우에는 서울에 4,825개가 설치된 반면, 강원에는 390개, 충북에는 430개로 차이가 컸다.

〈표 Ⅳ-15〉 시도별 의료기관 수, 2019

연도	종합병원	요양병원	일반병원	의원	치과병원	치과의원	한병병원	한의원
서울	57	123	227	8,635	65	4,825	53	3,641
부산	29	170	142	2,382	24	1,274	10	1,136
대구	16	68	109	1,804	16	883	3	878
인천	19	68	62	1,573	9	912	33	658
광주	23	63	80	949	14	624	85	324
대전	10	51	51	1,079	6	528	7	506
울산	8	42	43	600	4	383	3	275
세종	1	5	0	177	1	84	1	6
경기	64	314	278	7,058	37	4,206	66	3,148
강원	15	32	45	771	4	390	1	363
충북	13	43	37	884	4	430	7	403
충남	13	72	44	1,063	11	560	11	517
전북	13	83	74	1,165	3	588	30	506
전남	23	83	76	940	7	482	25	375
경북	20	114	74	1,278	13	671	6	639
경남	26	128	137	1,632	20	897	12	804
제주	6	9	7	451	1	218	0	193

자료: 보건복지통계연보

시도별 입원진료 병상 수는 아래 표와 같으며, 우리나라 전체 종합병원 병상 수의 21.9%는 서울에 16.7%는 경기도에 설치되어 있어 서울과 수도권에 약 40%가 집중되어 있었다. 반면, 강원, 충북, 충남, 전북에는 4% 미만이어서 큰 차이를 보이고 있다. 최근 교통 및 통신의 발달로 인해 지역 간 불균형 분포로 인한 의료의 접근성 문제는 많이 해소되고 있다는 연구결과들이 발표되고 있으나 여전히 농촌지역은 의료시설이 부족한 실정이다.

〈표 Ⅳ-16〉 시도별 입원진료 병상 수, 2019

연도	종합병원	요양병원	일반병원	의원	치과병원	치과의원	한병병원	한의원
서울	33,427	21,075	18,482	9,827	83	65	3,533	932
부산	13,030	33,226	13,864	3,625	4	5	784	96
대구	7,573	12,943	13,864	2,804	12	15	248	82
인천	8,207	12,078	7,228	3,902	1	0	1,878	384
광주	7,746	15,371	8,078	2,414	19	0	5,851	67
대전	5,319	9,432	5,583	2,561	39	3	522	124
울산	3,064	7,070	3,969	976	8	5	169	23
세종	200	690	0	338	5	0	67	20
경기	25,515	53,481	28,392	12,774	217	3	3,654	1,453
강원	5,519	4,141	5,682	1,902	16	0	100	0
충북	4,763	6,822	4,454	2,424	0	0	462	48
충남	5,393	12,331	3,830	2,583	5	0	650	55
전북	5,917	19,138	8,960	3,354	7	7	2,088	409
전남	7,676	17,005	9,923	2,166	0	0	1,741	120
경북	7,817	20,905	11,171	2,309	0	0	312	99
경남	9,581	26,334	16,422	2,809	36	0	735	181
제주	2,230	1,242	786	372	0	0	0	26

라. 생산성

보건의료시설의 생산성에 영향을 주는 요소로는 의학기술의 발전, 의료인력의 개인적 특성, 의료의 기능적 분화, 의료조직의 부분화 및 세분화, 시설의 규모, 조직관리 기법 및 관리자의 속성 등 매우 다양하다. 병원의 생산성과 관련된 대표적인 지표로서 입원의 경우에는 병상이용률, 병상회전율, 평균재원일수를 사용하고 있으며 외래의 경우에는 의사 1인당 평균진료환자수를 사용하는 경우가 많다. 병상이용률은 병원의 경영실태를 풋

하는 가장 기본적인 지표이고, 병상회전율은 동일 종류의 질병군을 치료하는 병원 간의 생산성 비교에 이용될 수 있다. 평균재원일수는 진료한 질병의 특성과 진료생산성을 간접적으로 비교하는데 사용할 수 있다. 우리나라는 상급종합병원의 생산성은 대체로 높은 편이나 그 외 의료기관의 생산성은 의료기관 간 격차는 심하지만 비교적 낮은 것으로 평가되고 있다.

마. 질적 수준

의료시설의 질적 수준은 시설의 크기, 의료기관 당 필요로 하는 인력과 장비의 종류와 수 등 구조적 조건을 얼마나 갖추었느냐 하는 것 이외에도 의료인력의 질, 관리 능력 등이 모두 관련되므로 질적 수준을 일률적으로 평가하기란 매우 어렵다. 일반적으로 병원에 대해선 일정 수준 이상의 질을 유지하기 위하여 병원신임제도를 실시하는 국가가 많다. 우리나라는 2004년부터 의료기관 평가제도를 시행하였고 2010년에 의료기관평가인증원을 설립하여 의료기관인증제를 시행하고 있다.

4. 고가 의료장비

의료자원 중 고가의료장비를 포함한 의료기술의 발전은 의료비와 밀접한 관련이 있다는 측면에서 현재 우리나라 의료체계가 안고 있는 가장 중요한 문제 중의 하나라고 할 수 있는 건보 재정의 지속가능성 문제와 직결되어 있다. 국민의 소득수준 향상과 양질의 고급의료를 추구하려는 소비자의 건강에 대한 선호 등을 고려해 볼 때 고가의료장비를 통한 진단, 치료는 급격하게 증가할 것으로 예상된다.

▶ Ⅳ. 자원관리

고가의료장비의 활용은 여러 가지 질병에 대한 정확한 진단, 치료를 가능하게 한다는 점에서 긍정적으로 평가하고 있으나 의료장비의 도입이 이렇게 긍정적인 효과만을 가져오는 것은 아니다. 도입증가로 인한 의료기관간의 경쟁과다, 과잉 진료, 소비자의 경제적 부담증가, 의료자원 활용의 비효율성 증가 등과 같은 부정적인 측면이 발생할 수 있다. 장비는 여러 가지 다양한 종류가 있으나 본 장에서는 헬스케어시스템 매니지먼트 차원에서 관심을 기울여야 하는 고가의료장비를 중심으로 제시하였다.

가. 고가의료장비 관련 제도

우리나라에서 '의료장비'라 함은 식약처에서 정한 의료기기 중 치료재료 및 의료용품을 제외한 반복 사용되는 내구성 의료기기를 말한다. 단, 해당 의료행위 수행에 반드시 필요한 특정 장비, 부수적으로 사용되는 상시적 장비(혈압계, 소독기 등)와 설비적 성격인 병원용 집기류(수술대, 침대 등)는 제외한다. 의료장비 신고대상은 의료기기 중 의료장비를 추출하여 보건정책·심사상 필요한 급여·비급여 의료행위에 직접 관련된 장비를 추출하고, 국민건강에 미치는 영향과 중요도 등을 고려하여 신고대상 장비를 선정한다. 관리 내용은 장비번호, 장비명, 허가[신고]번호, 제품명, 모델명, 제조회사, 제조연월, 제조번호, 구입금액, 도입형태, 중고구분, 구입일, 고유번호[특수의료장비에만 해당], 설치장소 등이다.

우리나라의 고가 의료장비 관련 정책은 1980년대 초기에 고가 의료장비의 효율적 활용 사용 및 이를 통한 의료비의 낭비를 막으려는 의도로 고가 의료장비 도입규제 정책으로 시작하였으나 점차 완화되어 1994년부터 행정적인 강제력이 없는 설치승인규정으로 도입되었다. 고가 의료장비 심의정책과 관련하여 생각해보아야 하는 점은 공적재원과 민간자본은 그 운영의 원칙과 의사결정의 기전이 다르다는 것이다. 의료 부문에 대한 자본투자를 거의 민간에 의존하고 있는 우리나라의 경우 의료부문에 투입되는 민간자본의 운영을 공적재원의 관점에서 바라보는 상황이 흔하게 발생한다. 의료 부문에 대한 자본투자의 상당 부분을 공공에 의존하고 있는 유럽 국가들의 경우 민간 자본과 공적재원의 성격에 대한 명확한 구분을 사회 전체가 공유하고 있기 때문에 이러한 문제는 잘 발생하지 않는다. 지역별로 인구 당 고가 의료장비 의 대수를 엄격하게 정부가 통제하는 프랑스에서도 민간의료기관의 고가 의료장비 구입에 대해서는 규제를 하지 않는 것은 이러한 인식이 바탕을 이루고 있다.

나. 양적 공급

2013년부터 2020년까지 CT, MRI, PET를 중심으로 고가 의료장비 설치 대수를 파악한 결과 CT와 MRI 설치대수는 증가하였으나 PET의 설치 대수는 감소한 것으로 나타났다.

〈표 Ⅳ-17〉 고가 의료장비 설치 수

연도	CT	MRI	PET
2013	1,891	1,228	207
2014	1,870	1,294	207
2015	1,889	1,340	202
2016	1,937	1,425	208
2017	1,964	1,496	200
2018	1,991	1,553	195
2019	2,049	1,656	191
2020	2,104	1,463	187

자료: 건강보험심사평가원

CT와 MRI에 대해서는 OECD 국가들과 비교하였다. 2014년과 2019년을 비교하였을 때 인구 백만명당 장비 보유 대수는 우리나라의 경우 CT와 MRI 모두 증가한 것을 알 수 있다. 2019년을 기준으로 인구 백만명당 CT는 39.6대, MRI는 32.0대를 보유하고 있었는데 CT의 경우 일본이 111.5대로 가장 많았고, 다음이 호주로 69.7대, 미국이 44.8대의 순이었다. 우리나라는 미국 다음으로 인구 백만명당 CT 보유대수가 많았다. MRI의 경우에는 우리나라가 인구 백만명당 32대로 일본 55.2대, 미국 40.4대, 독일 34.5대 다음이었다. 캐나다, 프랑스, 독일, 네덜란드, 뉴질랜드는 상대적으로 CT, MRI 보유대수가 적었다.

〈표 Ⅳ-18〉 인구 백만명당 장비 보유 대수

국가	2014		2019	
	CT	MRI	CT	MRI
한국	36.9	25.5	39.6	32.0
호주	56.1	14.7	69.7	14.8
캐나다	14.8	8.9	14.6	10.1
프랑스	15.3	10.9	18.2	15.4
독일	35.3	30.5	35.3	34.5
일본	107.2	51.7	111.5	55.2
네덜란드	13.3	12.9	14.9	13.8
뉴질랜드	17.1	11.3	15.3	15.3
영국	9.5	7.2	-	-
미국	41.1	38.1	44.8	40.4

자료: OECD Health Data, 2021

CT와 MRI의 인구 천명당 검사 건수는 보유대수와는 다소 다른 양상을 보였다. 우리나라는 인구 천명당 2014년에는 CT 검사 건수가 163.9건,

MRI가 29.9건이었으나 2019년에는 크게 증가하여 인구 천명당 CT 검사 건수는 248.8건, MRI는 73.9건이었다. 또한 2019년을 기준으로 우리나라, 호주, 캐나다, 프랑스. 독일, 네덜란드, 미국을 비교해 보면 미국을 제외하고는 우리나라의 인구 천명당 CT, MRI 검사 건수가 가장 많았다. 그런데 2014년에는 일본, 미국, 프랑스, 캐나다, 호주가 우리나라보다 많았으나 2019년에는 우리나라가 미국 다음으로 많았다. 이와 같은 고가 의료장비에 의한 검사 건수의 증가는 건강보험 재정 및 국민의료비의 부담으로 작용할 수 있으며 무엇보다도 이러한 검사의 효율성과 질적 수준이 담보되어야 함은 주지의 사실이다.

나. 분포

우리나라에 고가 의료장비가 다른 국가에 비하여 많은 것으로 보고되었으나 지역간 분포에는 격차가 있는 것으로 나타났다. 시도별 CT, MRI, PET 설치대수를 살펴보면, CT는 부산에, MRI는 서울, PET은 서울에 가장 많이 설치되어 있었다.

▶ Ⅳ. 자원관리

〈표 Ⅳ-19〉 시도별 고가장비 설치 수, 2019~2020

연도	CT		MRI		PET	
	2019	2020	2019	2020	2019	2020
서울	418	431	411	428	68	66
부산	1,015	160	123	137	23	22
대구	133	144	99	111	14	13
인천	103	100	77	80	6	6
광주	80	80	74	78	4	4
대전	65	68	61	63	7	6
울산	42	42	33	34	3	3
세종	7	8	1	3	0	1
경기	394	420	339	381	31	32
강원	75	74	39	43	4	4
충북	63	62	43	44	4	4
충남	68	69	48	50	3	3
전북	97	98	62	66	8	8
전남	97	92	67	70	5	4
경북	88	88	55	57	3	3
경남	150	153	114	119	6	6
제주	15	15	10	11	2	2

자료: 건강보험심사평가원

5. 지식

보건의료 자원 중 지식관리는 보건의료기술 및 의학적 진보에 기여하는 핵심적인 요소이다. 여기서는 정부가 출연하는 연구개발사업과 보건의료기술에 대한 평가영역인 신의료기술평가 사업을 중심으로 살펴보았다

가. 보건의료 정부연구개발사업

1) 필요성 및 특성

정부 연구개발사업은 중앙행정기관이 법령에 근거하여 연구개발과제를 특정하여 그 연구개발비의 전부 또는 일부를 출연하거나 공공기금 등으로 지원하는 과학기술 분야의 연구개발사업을 말한다.

보건의료 정부연구개발사업은 과학기술의 한 분야인 보건의료기술에 대한 정부지원을 의미한다. 여기서 보건의료기술은 의과학·치의학·한의학·의료공학 및 의료정보학 등에 관련되는 기술, 의약품·의료기기·식품·화장품·한약 등의 개발 및 성능향상에 관련되는 기술, 그 밖의 인체의 건강과 생명의 유지·증진에 필요한 상품 및 서비스와 관련되는 보건의료 관련 기술을 의미한다(「보건의료기술 진흥법」 제2조).

다만 보건의료기술은 국민의 건강증진이라는 목적 지향적인 특성이 있어 일반 과학기술과는 다른 특성이 있다. 예를 들어 기술지향적이며 활용기술 자체의 특성으로 정의되는 생명과학기술과는 차이가 있다. 또한 기본적으로 정부연구개발사업은 시장에서 수익성과 불확실성 등의 이유로 연구개발을 주저하는 경우 정부개입이 필요하다는 논거에 근거한다. 이와 같은 시장실패의 대표적인 영역이 보건의료이다. 시장가치나 채산성의 이유로 보건의료기술(의약품 등)의 공급이 중단되거나 상품개발을 하지 않을 경우 국민의 생명과 안전에 직접적인 영향을 줄 수 있다. 이와 같은 특성을 고려할 때 보건의료 정부연구개발사업은 공공성은 높지만 시장성이 낮은 분야에 주도적으로 투자해야 한다고 볼 수 있다.

한편, 보건의료의 공공재적 특성보다는 산업육성적인 측면을 보다 강조하는 시각도 존재한다. 실제 보건의료 정부연구개발사업은 이러한 가치를 좀 더 우선시 하는 경향이다. 보건의료를 미래유망산업으로 규정하고 산업육성에 방점을 둔 기술개발 정책지원에 역점을 두어 왔다. 다만, 신산업 육성을 목적으로 하는 연구개발의 경우 개발된 기술의 확산을 시장으로 한정 짓는 한계가 있어 신종감염병 등 공중보건학적 위기 대응이나 건강불평등과 같은 사회문제 해결의 효과는 크지 않을 수 있다.

따라서 보건의료의 산업육성적인 측면을 강조하더라도 보건의료가 내재하고 있는 공공재적 특성을 균형있게 담보해야 할 필요성이 있다.

2) 의사결정 및 거버넌스

보건의료 정부연구개발 의사결정 거버넌스는 크게 두 가지로 구분할 수 있다. 특정 부처 차원을 넘는 국가 차원에서의 의사결정 거버넌스이고, 다른 하나는 보건복지부 내에서의 의사결정 거버넌스이다.

국가차원의 의사결정체계에서 최상위 의결기구는 대통령이 의장인 국가과학기술자문회의 이다. 보건의료 정부연구개발 계획을 심의·의결하며 예산의 배분 및 조정기능을 수행한다. 국가차원의 보건의료 연구개발사업 수행은 주로 다부처가 관여하는 사업이다. 예를 들어 '범부처전주기신약개발사업'이나 '범부처전주기의료기기연구개발사업'이 있다. 단일 질환 사업으로는 '치매극복연구개발사업'이 대표적이다.

한편, 보건복지부 내의 연구개발 의사결정 거버넌스에 있어 최상위 기구는 보건복지부장관 소속으로 구성된 보건의료기술정책심의위원회 이다. 보건의료정책심의위원회는 보건의료기술 진흥을 위한 시책의 수립 등을 심의하며 보건복지부 연구개발사업에 있어 컨트롤 타워의 역할을 수행한다.

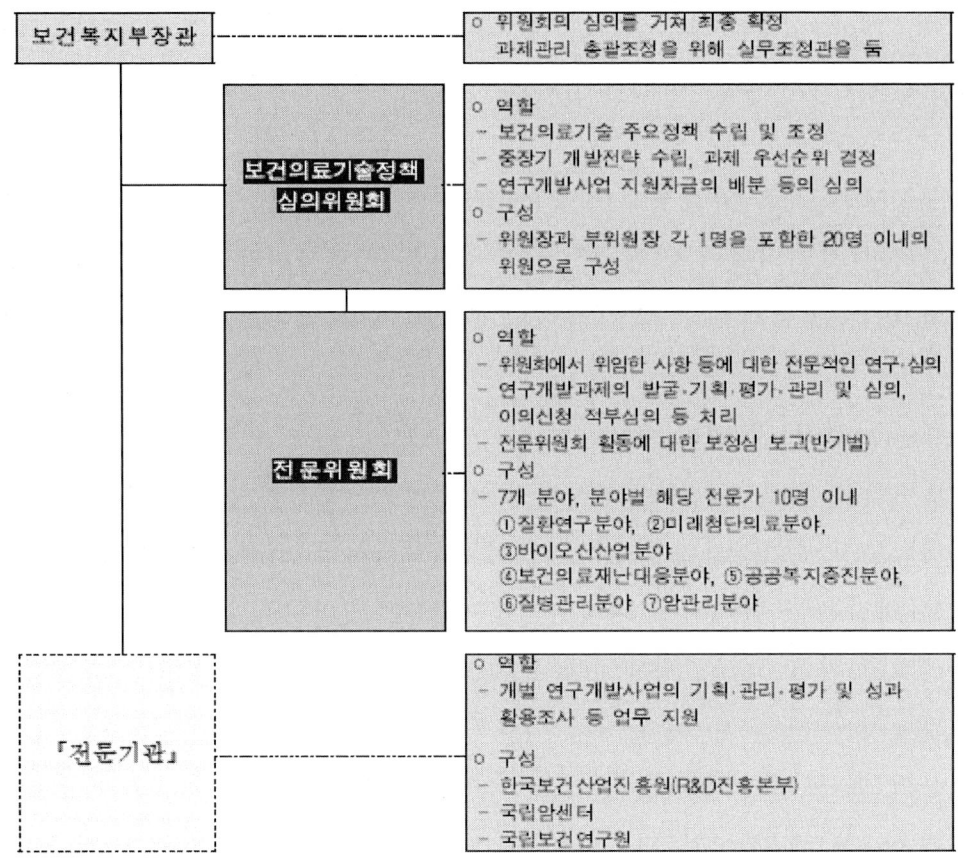

[그림 Ⅳ-3] 보건의료기술정책심의위원회 역할 및 구성범위
자료: 보건복지부 보도자료(2019)

3) 보건의료 정부연구개발 운영 현황

2020년 기준 현재 정부연구개발 전체 예산은 24조 2,195억원이며 이중 보건복지부 예산은 6,170억원 규모로 전체 예산 대비 2.5% 수준이다. 최근 3년간 추이(2018~2020년)에서는 전체 정부연구개발예산 증가율이 11.0%에 이르며 보건복지부 예산도 같은 경향을 보이는 가운데 최근 3년 동안 연평균 증가율이 6.1%였으며 전년 대비 2020년 예산은 12.0%로 높은 증가율을 보이고 있다(송현종·김준현, 2020).

보건복지부 연구개발 사업을 집행액 기준으로 살펴보았을 때 1순위는 첨단의료기술 개발사업이며 최하위는 사회서비스이다. 상위 10개 그룹의 사업에는 의료기기개발, 연구중심병원, 질환극복기술, 감염병, 국가항암신약개발 등이 포함된다. 반면, 하위 10위 그룹의 사업에는 고령화 및 미세먼지 대응 연구개발, 정신건강, 사회서비스 등으로 제2차 보건의료기술육성기본계획에서 공공성 강화 사업으로 분류되고 있는 사업들은 집행순위가 상대적으로 낮은 것으로 나타난다.

또한, 정부연구개발은 4가지 지표를 통해 성과를 평가한다[4]. 보건복지부의 경우 과학적 성과 중 SCI 논문 건수는 2018년기준 2,233건으로 중앙행정부처 전체 기준으로 보았을 때 5.4%를 차지하며, 타 부처 보다 응용연구와 개발연구에서의 SCI 논문 건수 비중이 높은 특성을 보인다. 기술적 성과의 경우 2018년 국내특허 성과의 A등급 이상(질적수준 평가 결과) 특허 보유 비중을 3.8%로 정부연구개발 전체 현황(2.6%) 대비 우수한 수준으로 평가된다(과학기술정보통신부·한국과학기술기획평가원, 2019).

경제적 성과에 있어서는 1995년부터 2018년까지 신약, 의료기기, 화장품 등 총 567건의 제품개발이 있었으며, 최근 5년간 총 33건의 의약품 해외 기술이전 계약이 체결되었다(보건복지부, 2019).

---

[4] 정부연구개발 성과지표는 과학적 성과(SCIE 논문 산출현황, 피인용도), 기술적 성과(국내/외 특허산출현황, 등록특허의 질적 특성), 경제적 성과(기술료 징수건수와 징수액, 사업화 건수), 사회적 성과(인력양성 지원 현황, 연구지원 현황)로 구성됨.

〈표 Ⅳ-20〉 보건복지부 연구개발 세부사업 집행액 순위(2019년 기준)

(단위: 백만원)

구분	세부 사업명	과제수	집행액	과제당 집행액
상위 10위	첨단의료기술개발(연구·개발)	84	49,246	586
	암연구소 및 국가암관리 사업본부 운영(연구·개발)	171	34,071	199
	연구중심병원육성(연구·개발)	9	34,050	3,783
	질환 극복기술개발(연구·개발)	194	29,769	153
	의료기기기술개발(연구·개발)	103	28,992	281
	임상 연구인프라조성(연구·개발)	24	23,198	967
	감염병 위기대응기술개발(연구·개발)	40	22,646	566
	감염병 관리기술개발연구(연구·개발)	85	19,324	227
	연구자 주도 질병 극복 연구(연구·개발)	78	14,496	186
	국가 항암신약개발사업(연구·개발)	1	14,224	14,224
하위 10위	100세사회 대응 고령 친화 제품연구개발	5	2,795	559
	스마트 임상시험플랫폼 기반구축사업	1	2,780	2,780
	미세먼지 기인 질병 대응 연구	11	2,113	192
	형질 분석연구	9	1,949	217
	첨단의료복합단지 미래의료산업 원스톱 지원 사업(복지부)	2	1,868	934
	양·한방융합기반기술개발	12	1,825	152
	돌봄 로봇중개 연구 및 서비스모델개발	1	1,300	1,300
	정신건강기술개발	1	857	857
	심혈 관계 질환 첨단의료기술 가상훈련시스템 기술개발	1	778	778
	사회서비스	2	311	156

자료: 송현종·김준현(2020)

나. 신의료기술평가 사업

1) 도입배경

신의료기술평가 제도 도입 이전에는 '국민건강보험법'에 의거하여 요양급여대상여부 결정을 위한 하나의 절차로 신의료기술의 안전성·유효성을 평가하였다. 그러나 관련 학회 및 전문가 의견에만 의존하는 방식이었으며 평가의 공정성 및 객관성에 대한 문제가 지속적으로 제기되었다.

정부는 의료기술의 안전성·유효성 평가를 국가가 국민의 건강권을 보호하는 측면에서 다루어야 할 근본적인 문제로 판단하여 2006년 10월 27일 신의료기술평가에 관한 내용을 포함한 의료법이 개정·공포되었고, 2007년 4월 27일 「신의료기술평가에 관한규칙」 (보건복지부령)이 제정됨에 따라 제도 시행에 필요한 법률적 근거를 마련하였다. 이에 따라 신의료기술이 의료시장에 진입하기 위해서는 반드시 신의료기술평가를 통해 안전성·유효성을 검증받아야 한다.

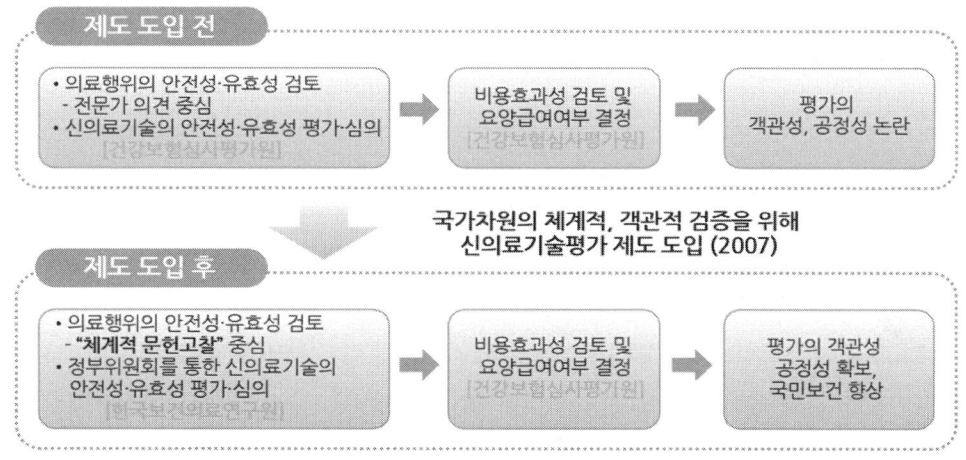

[그림 Ⅳ-4] 신의료기술평가 제도 도입 전·후 비교
자료: 한국보건의료연구원(2015)

2) 신의료기술평가 개요[5]

학문적으로 의료기술은 의료에 사용되는 의약품, 치료재료와 내·외과적 시술 뿐 아니라 의료를 제공하는 과정에서의 조직적, 지원적 체계를

---

[5] 한국보건의료연구원 신의료기술평가사업 참고
 (https://nhta.neca.re.kr/nhta/application/nhtaU0501VA.ecg)

모두 포함한다. 또한, 의료기술평가는 해당 기술의 안전성·유효성과 비용-효과성 외에도 그 기술로 인한 사회적, 윤리적 및 법적 영향을 모두 포함한다.

의료기술평가는 사회적 필요성에 의해 발생된 정책연구로 나라마다 조금씩 다른 동인에서 시작되었다. 호주의 의료기술평가는 의약품을 제외한 치료재료와 치료시술이며 평가영역은 안전성·유효성 및 비용-효과성이다. 영국은 기술평가 자체와 가치평가를 구분하며, 각기 다른 기관에서 기술정보를 공유하며 평가한다.

우리나라의 의료기술평가는 내·외과적 시술 및 검사 등이 그 대상이며, 평가영역은 의료법에 의한 안전성·유효성 평가와 국민건강보험법령에 따른 급여 적정성 및 비용-효과성 평가로 구분된다. 신의료기술평가는 의료법에 의한 평가만을 수행한다

신의료기술평가는 일반적으로 기존 연구들을 포괄적이고 치우침없이 검색, 분석, 고찰하는 '체계적문헌고찰방법론'을 토대로 한다. 또한, 신의료기술평가위원회 및 분야별 전문평가(소)위원회에서 해당 기술의 안전성·유효성을 심의한다. 신의료기술평가위원회는 「의료법」 제54조에 의거, 신의료기술평가에 관한 사항을 심의하기 위하여 보건복지부에 설치되었으며, 본 위원회 위원은 보건의료분야 전문가 20인으로 구성되어 있다.

분야별전문평가위원회는 「의료법」 제54조제6항 및 「신의료기술평가에 관한 규칙」 제7조에 의거 신의료기술평가위원회의 심의사항을 전문적으로 검토하기 위해 설치되었으며, 총 5개 분야(내과계, 외과계, 내·외과계 외, 치과 및 한방의료전문위원회)로 구성되어 있다.

신의료기술평가의 효율적 심의를 위하여 필요하면, 분야별 전문평가위원회 대신에 10인 이내의 소위원회를 구성하여 신의료기술의 안전성·유효성에 관한 검토를 할 수 있다.

3) 신의료기술평가 절차

평가대상은 「의료법」 제53조(신의료기술의 평가) 및 「신의료기술평가에 관한 규칙」 제2조(신의료기술평가의 대상 등) 에 근거한다. 평가대상은 두 가지 경우가 있다. 첫째, 안전성·유효성이 평가되지 아니한 의료기술로서 보건복지부장관이 평가가 필요하다고 인정한 의료기술이다. 둘째, 신의료기술로 평가받은 의료기술의 사용목적, 사용대상 및 시술방법 등을 변경한 경우로서 보건복지 부장관이 평가가 필요하다고 인정한 의료기술이다.

다만, 2007년 4월 28일 이전에 이미 「국민건강보험법」 제42조제4항의 규정에 따라 보건복지부장관이 (고시한) 건강보험요양급여비용으로 정한 내역에 포함된 의료행위(비급여 의료행위를 포함)는 신의료기술평가를 받은 것으로 본다.

신의료기술 평가신청은 누구나 신청할 수 있다. 신의료기술평가 신청서)를 작성하고 해당 구비서류를 첨부하여 보건복지부장관에게 제출하여야 한다. 신의료기술평가는 접수일로부터 최대 250일 소요되며 체외진단검사 또는 유전자 검사인 경우에는 접수일로부터 140일 소요된다. 다만, 추가적 검토를 필요로 하는 등 불가피한 사유가 있는 때에는 한 차례에 한하여 110일의 범위에서 그 통보 기간을 연장할 수 있다.

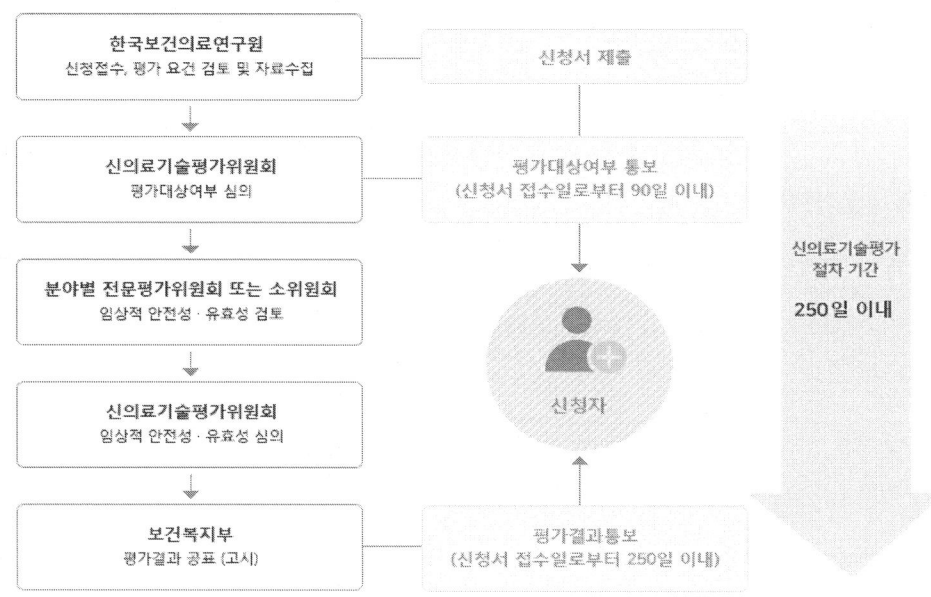

[그림 Ⅳ-5] 신의료기술평가 절차

자료: 한국보건의료연구원

4) 신의료기술평가의 활용

신의료기술평가 심의결과에 따라 안전성·유효성이 검증된 기술에 한하여 신의료기술로 인정되며 이는 보건복지부 고시로 공표되어 국민에게 공개된다. 신의료기술평가를 통과한 기술은 의료현장에서 사용할 수 있으며, 해당 평가결과를 토대로 건강보험급여 결정이 이루어진다.

평가결과를 공개함으로써 유익한 기술의 경우 국민건강보험 급여를 권장하고 무익한 기술은 의료시장에서 자연도태 되도록 유도하며, 유익하나 근거가 부족한 기술은 국가적으로 개발을 지원하여 안전하고 유효한 기술 사용을 활성화 하도록 하고 있다.

또한 평가결과는 보건의료정책 수립 및 임상진료지침 개발 등에 활용되어 근거기반 의사결정에 토대가 되며, 국민건강보험의 합리적인 급여기준 설정을 위한 근거자료로 활용된다.

▶ **Ⅳ. 자원관리**

내시경적 연하검사

• **내시경적 연하검사**(fiberoptic endoscopic evaluation of swallowing)
연하곤란 증상이 있는 환자를 대상으로 코로 내시경을 통과시켜 연하 시 인후부의 운동 및 연하결과를 관찰하는 검사법으로 연하곤란 환자의 재활계획을 수립하는데 도움을 준다. 미국, 영국, 스코틀랜드 등에서 기존의 표준기준인 비디오투시 연하검사와 함께 연하장애 평가방법으로 활용할 것을 권고하고 있다.

> ※ 연하곤란(dysphagia)
> 보통 음식을 삼키거나 물을 마실 때 정상적으로는 아무런 감각이나 저항 없이 입에서부터 위장까지 쉽게 통과하는데, 음식이 지나가는 감각이 느껴지거나 음식이 식도 내에서 내려가다가 지체되거나 중간에 걸려서 더 이상 내려가지 않는 것을 연하곤란이라고 한다. 연하곤란은 인두로부터 식도를 거쳐 위 분문부(입구부위)에 이르기까지 기계적인 협착이나 운동성 장애가 있을 때 발생할 수 있다.
> 출처: 서울대학교병원 의학정보, 서울대학교병원

사용목적	연하장애 발생 및 의심 환자의 연하장애평가
사용대상	연하장애가 발생하였거나 의심되는 환자
시술방법	내시경을 코로 삽입하고 유동식, 연식 등을 입으로 삼키게 하여 음식물의 연하과정을 비디오테이프로 녹화하여 연하장애를 평가함 내시경적 연하검사 방법(http://www.ihcr.cuhk.edu.hk)
안전성 및 유효성 평가 결과	**1. 안전성** 내시경적 연하검사의 안전성으로는 비출혈(6%)만 보고되었을 뿐 다른 합병증은 보고되지 않았다. 이는 환자에게 위해를 가할 만한 수준이 아니며, 기존의 표준기준인 비디오투시 연하검사와 비교해 방사선 노출에 대한 위험이 없다는 장점이 있어 비교적 안전한 것으로 평가하였다. **2. 유효성** 내시경적 연하검사는 흡인과 침투, 인두잔류를 민감하게 발견할 수 있고, 성문폐쇄 및 인두감각 등 비디오투시 연하검사가 평가할 수 없는 부분을 평가할 수 있을 뿐 아니라 앉은 자세를 유지할 수 없는 환자와 투시시설을 갖추지 못한 의료기관에서도 사용할 수 있는 장점을 고려할 때 유용한 검사라고 평가하였다.
보건복지부 고시	○ 신의료기술의 안전성·유효성에 대한 평가결과 고시(제2010-83호) 내시경적 연하검사는 뇌 질환, 식도 및 후두질환, 인두질환 등으로 연하장애가 발생하였거나 의심되는 환자를 대상으로 연하장애를 평가하는데 있어 비디오투시 연하검사와 유사한 수준의 안전성 및 유효성이 있는 검사이다.

[그림 Ⅳ-6] 알기쉬운 신의료기술평가 보고서
자료: 한국보건의료연구원(2015)

에듀컨텐츠·휴피아
CH Educontents·Huepia

V. 서비스 제공

1. 서비스 제공 체계 설계의 고려사항

헬스케어시스템의 구성 요소 중 서비스 제공체계를 설계함에 있어서 단계화, 지역화, 통합화를 고려하여야 한다.

1) 단계화

단계화는 의료전달체계(healthcare delivery system)를 통하여 구현할 수 있다. 의료전달체계란 의료체계와 의료자원의 효율적 운영을 통해 의료서비스를 필요로 하는 국민 모두가 적시에 적정인에 의해 적소에서 적정진료를 이용할 수 있도록 마련된 제도이다(대한예방의학회, 2002). 실제적으로 의료전달체계는 1920년 도슨 보고서(Dawson Report)에서 처음 제기된 개념으로 일차, 이차, 삼차 의료에 따라 서비스를 조직화하여 제공하는 체계를 말한다. 일차 의료(primary healthcare)는 지역사회에 흔한 건강문제의 치료와 예방으로 구성되며, 이차 의료(secondary healthcare)는 병원 수준의 전문적인 진료를 요구하는 문제를 다루고, 삼차 의료(tertiary healthcare)에서는 드물게 발생하지만 복합적인 질환 등 고도로 전문화된 치료를 요하는 문제를 다루는 것이다.

우리나라에 의료전달체계가 처음 도입된 것은 전국민의료보험이 실현된 1989년으로 이 당시에는 진료권(시·도 단위의 대진료권과 시·군·구 단위의 중진료권)을 중심으로, 기관의 분류(일차, 이차, 삼차)와 상급진료단계의 환자의뢰를 규정하였다. 이에 따라 환자들은 의료보험증에 표시된 중진료권 내 병·의원에서 진료를 받고 다른 진료권에서 진료를 받을 경우 보험자의 승인을 받아야 했다. 그러나 1998년 지역 간 의료자원 공급 불균형에 따른 불평등 해소를 위한 규제개혁 차원에서 진료권 제도는 폐지되었다.

현재 우리나라의 의료기관은 의원급, 병원급, 상급종합병원으로 나누어져 있으며, 이를 바탕으로 의료이용을 2단계로 구분하고 있어 1단계 요양급여를 받은 후 2단계 요양급여를 받도록 규정하고 있다. 1단계 요양급여는 의료법상 상급종합병원을 제외한 요양기관에서 받은 요양급여를 의미하고, 2단계 요양급여는 상급종합병원에서 받은 요양급여를 의미한다. 「국민건강보험 요양급여의 기준에 관한 규칙」 제2조 3항에서는 응급환자, 분만환자, 치과환자, 등록장애인 또는 단순 물리치료가 아닌 작업치료·운동치료 등의 재활치료가 필요한 환자의 재활치료, 가정의학과 환자, 당해 요양기관에서 근무하는 환자, 혈우병 환자를 상급종합병원에서 1단계 요양급여를 받을 수 있도록 예외 규정을 두고 있다.

▶ V. 서비스 제공

의료제공체계			의료이용체계	
종별	기관수	표준업무(권장사항)	건강보험 적용 요건	본인부담률(외래)
상급종합	42개	주로 입원환자 대상, 고난이도 치료기술이 필요한 중증질환, 다수 진료과목 진료가 필요한 환자 진료	2단계 / 1단계 기관의 의뢰서 제출	60% (의뢰서 없는 경우, 100%)
종합병원	311개	주로 입원환자대상, 일반적인 입원·수술, 입원이 필요한 만성질환	1단계 / 요건 없음	50%
병원	1,465개*			40%
의원	31,718개	주로 외래환자 대상, 간단하고 흔한 질병, 예방·상담 등 포괄적 서비스 및 만성질환, 간단한 수술·처치		30%

〔그림 Ⅴ-1〕 우리나라 의료제공체계 및 이용체계

이와 같은 의료전달체계가 의료 현장에서 제 기능을 수행하지 못하고 있다는 비판은 지속적으로 제기되어 왔다. 우리나라는 1998년 진료권 개념을 폐지한 후 환자는 어느 병원이든 제약없이 이용할 수 있으나 질환 및 상태에 가장 적합한 의료기관을 찾기 어려워 합리적 선택에 제약이 있다. 이에 따라 상급종합병원, 서울 및 수도권으로 집중화가 지속되어 환자 상황에 맞는 적정의료보장이 어려운 실정이다. 이와 더불어 의료기관 종별로 역할 및 기능이 실질적으로 분화되지 않고 서울 및 수도권을 중심으로 자원이 집중되고 있어 비효율이 초래되고 있다. 보건복지부에서는 이와 같은 문제점을 인식하고 2019년 9월 의료전달체계 개선을 위한 단기 대책을 수립하였다. 주요 내용으로는 상급종합병원의 지정기준을 강화하여 중증환자가 입원환자의 최소 30% 이상이 되어야 상급종합병원으로 지정하며, 경증환자를 진료하면 불리하고 중증환자 진료 시에 유리하도록 수가 구조를 개선한다. 또한 병·의원 의사의 의학적 판단에 따라 꼭 필요한 환자들을 중심으로 상급종합병원 진료의뢰가 이루어지도록 개선하며,

상급종합병원에 내원한 경증환자나 상태가 호전된 환자는 신속히 지역의 병·의원으로 돌려보내도록 회송을 활성화하는 방안을 마련하였다. 이와 더불어 환자의 의료이용 행태를 개선하기 위한 정책 방안을 발표하였다. 그러나 의료전달체계를 목적에 적합하도록 개선하기 위해서는 많은 난제가 놓여있으며 지속적으로 논의가 진행 중이다.

2) 지역화

단계화와 함께 서비스 제공 설계에서 고려되어야 하는 것은 지역화이다. 지역화는 보건의료서비스가 일정 지역 내에서 완결될 수 있도록 하는 것이며, 지역주민이 필요한 의료를 일정하게 제공받을 수 있도록 의료기관, 인력의 역할을 분담하는 것이다. 이러한 체계를 통하여 지역주민들은 몇 개의 단계로 구분된 의료서비스를 받게 되고 의료기관은 각 수준에 적합한 서비스를 제공할 수 있도록 규모와 자원에 따라 기능을 분담하며 환자의뢰체계를 갖추는 것이다. 지역화는 단계화와 서로 연관되어 있는 개념이며 영국의 NHS에서는 인구집단의 규모와 행정구역에 따라서 의료단계를 설정하였다.

- 일차의료: 외래진료가 대부분이며 일반의(general physician)가 담당한다. 영국 의사의 절반 가량이 일반의이다.
- 이차의료: 5만에서 50만 단위의 인구를 담당하는 구 단위의 병원에 근무하는 전문의가 제공하며 일반의가 의뢰한 환자에 대하여 진료와 수술을 담당한다. 진료 후 다시 일반의에게 회송함으로써 일반의가 계속 진료를 담당할 수 있도록 한다.
- 삼차의료: 인구 50만에서 500만 단위의 광역 의료기관에서 근무하는 각 과의 세부 전문의가 담당한다.

▶ V. 서비스 제공

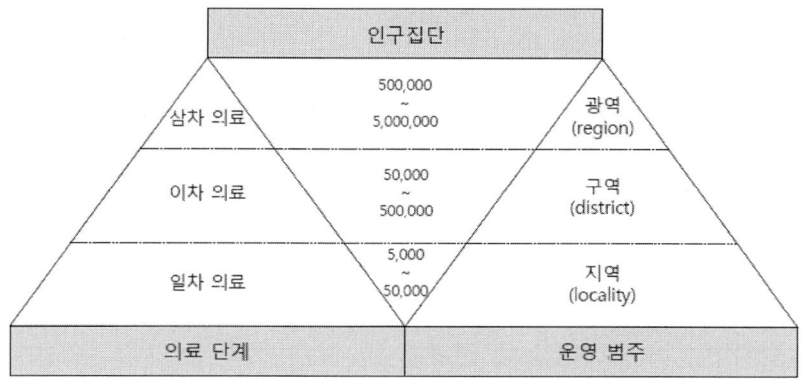

〔그림 Ⅴ-2〕 영국 NHS의 지역화 사례

우리나라에서도 보건의료서비스 제공의 지역화에 대한 논의가 있어 왔다. 그러나 우리나라는 대부분의 의료기관이 민간기관이어서 정부가 적절한 정책을 시행하기도 어려웠고 전면적인 시도도 많지 않았다. 앞서 살펴본 영국의 경우 일반의가 담당하는 일차의료에 대해서는 인두제로 지불하고 있고 의료기관은 공공이 소유하고 있는 등 전체적인 보건의료체계가 우리나라와는 많은 부분에서 차이가 있다. 우리나라에서 서비스 제공의 단계화를 설정하는데 있어 지역에 대한 고려는 부족하였다고 할 수 있다. 즉, 지역별 의료기관의 배치와 관계설정없이 의료전달체계를 설계하였기 때문에 의료서비스 제공의 비효율과 보험재정 감소의 측면에서 그 효과가 의문시되고 있는 상황이다.

3) 연속화 및 통합화

보건의료서비스 제공에 있어 연속성은 의료를 지속적으로 제공한다는 의미의 지속성(continuity of care)이라는 개념과 의료서비스 제공이 단계별로 이어진다는 의미의 연속성(continuum of care)라는 개념을 우리 말로는 연속성이라고 할 수 있다. 둘 간의 차이를 명확하게 구분하기는 어려우나 이 개념을 구현하는데 있어서 정책 수단은 다소 다를 수 있다.

지속성에 대해서는 Bice(1977)는 어떠한 질병이든 환자에 대해 책임을 지며, 환자가 필요로 하는 의료를 지속적으로 충족시키는 것이라고 정의하였고, Shortell(1976)은 의료의 지속성을 환자의 의료 필요의 상황에 맞게 단절없이 연속적으로 조정되어 제공되는 의료서비스의 정도로 정의하였다. 또한 Reid et al(2002)는 진료 지속성의 유형을 정보 지속성, 관계지속성, 관리 지속성 세 가지로 구분하였는데 정보 지속성(informational continuity)은 환자의 현재 상태 진료를 위하여 과거의 병력과 진료에 관한 정보를 활용하는 정도이고 관계 지속성(relational continuity)은 환자와 의료 제공자가 지속적인 관계를 맺음으로써 의료제공자가 환자에 대한 정보를 축적하여 진료의 일관성과 연속성을 유지하는 정도이며, 관리 지속성(management continuity)은 서로 다른 의료제공자로부터 제공되는 진료가 일관성 있는 치료법으로 연결되는 정도를 의미한다고 하였다.

Evashwick(2005)은 서비스의 연속성(continuum of care)을 서비스의 전 수준을 포함하는 신체건강 서비스, 정신건강 서비스, 사회 서비스의 종합적 나열을 통하여 소비자를 지원하고 추적하는 다양한 서비스와 전체를 아우르는 매커니즘으로 구성된 통합적, 소비자 중심의 서비스 제공 체계라고 정의하였다. 미국의학회(institute of Medicine)에서는 예방, 치료, 유지라는 차원으로 서비스 연속성의 요소를 구성하고, 보건의료 기관, 지역사회 연계, 환자 자기관리, 의사결정 지원, 전달체계 디자인, 임상정보 디자인을 서비스 연속성의 근간으로 제시하였다(Mueller and MacKinney, 2006). 서비스 연속성은 새로운 개념은 아니지만 고령화 시대를 맞이하여 노인 인구가 급격하게 증가하고 있는 우리나라의 현실을 감안한다면 효율적이고 효과적인 보건의료체계를 구축하는데 있어 중요한 개념이라 할 수 있다.

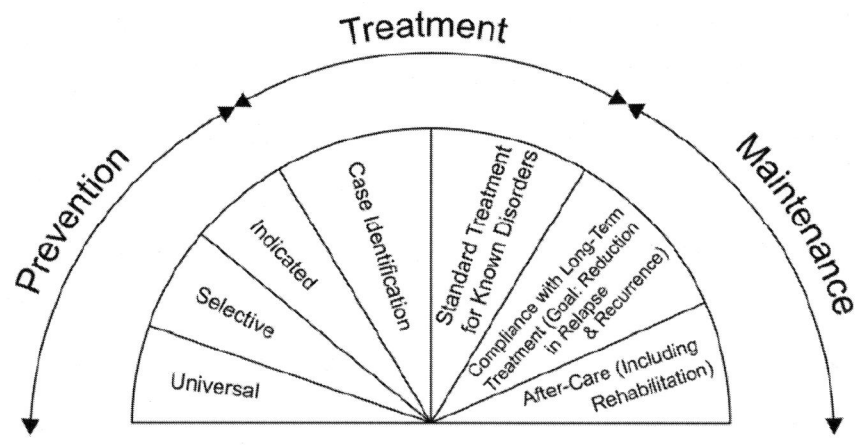

〔그림 Ⅴ-3〕 미국 IOM의 서비스 연속성 모델

자료: IOM(1994)

　진정한 의미에서의 연속적인 서비스가 이루어지기 위해서는 환자 및 가족이 요구하는 모든 서비스가 제공되어야 한다(Pratt, 2010). 서비스는 건강증진/질병예방에서부터 외래서비스, 입원서비스, 거주 장기요양서비스, 지역사회 장기요양서비스, 주거시설까지 다양하다. 그런데 서비스의 연속성 측면에서의 핵심은 소비자가 이와 같은 서비스를 필요로 할 때 접근 가능하여야 한다는 것이다. 만약 이러한 다양한 서비스 중 어느 하나라도 부족하거나 제공되지 않을 경우 특정한 환자에 대해서는 보장성에 있어 격차가 생기게 된다.

　서비스의 연속성이라는 개념을 적용하는데 있어 유의할 것은 흔히 생각하는 것처럼 서비스를 이용하는 단계가 정적인 진행은 아니라는 것이다 (Pratt, 2010). 만약 사다리처럼 단계를 따라서 올라가는 수순을 밟는다면 각 단계를 이어주기만 하면 되므로 비교적 간단한 제공 체계로 가능하다. 그러나 최근 수요자의 욕구는 개념적인 서비스의 진행 단계를 넘나들기 때문에 서비스의 통합은 서비스의 연속성에 대한 설명에서 중요한 기저를 이룬다.

통합적 서비스(integrated care)는 끊어짐 없는 서비스(seamless care), transmural care, 사례관리, 사례관리와 네트워킹 등의 다양한 이름으로 불리고 있다(Leichsenring, 2004). 이 개념에는 의료서비스 체계 내에서의 통합 혹은, 의료서비스와 사회서비스 간에 통합이 포함되어 있으며 더 광범위하게는 수직적 및 수평적 통합을 말하기도 한다.

서비스의 통합을 통하여 효율성과 효과성을 높이기 위한 방법으로 최근 커뮤니케이션과 정보시스템에 주목하고 있다(Ree et al., 2005). 커뮤니케이션은 기관 간, 서비스 제공자와 환자 및 가족 간, 동일한 기관 내에서의 서비스 제공자 간 원활하게 이루어져야 하며(Sparbel and Anderson, 2000) 이를 위해서 정보시스템의 구축이 중요하다. 특히 의료서비스와 사회서비스를 이용하는 노인이 경험하는 문제를 해결하는데 중요한 기여를 한다는 측면에서 서비스의 연속성에서 필수적인 수단이라고 할 수 있다. 우리나라에서는 서비스의 연속성이나 통합에 대한 논의가 비교적 최근에서야 시작되었기 때문에 서비스 제공 측면에서는 아직 도전적인 과제라고 할 수 있다.

2. 건강증진 및 예방서비스

1) 건강증진의 개념

WHO(1986)는 오타와헌장에서 '건강증진은 사람들이 스스로 자신들의 건강을 관리 또는 통제할 수 있어서 결과적으로 건강수준을 향상시키는 것이 가능하도록 하는 과정이다(Health promotion is the process of enabling to increase control over, and to improve their health)'라고 정의하였다. 이후 2005년 방콕헌장에서 오타와헌장에서의 건강증진 정의를 재확인하였는데 다만 건강이라는 용어에 함의되어 있던 건강결정요인을 '건강 및 건강결정요인(health and its determinants)'으로 명시하였다. 이와 같은 WHO의 정의는 건강증진을 위한 모든 노력 및 접근에서 건강문제 해결을 위한 방법론의 변화가 핵심임을 보여주는 것이다. 즉, 과거에 개인 및 지역사회가 소극적인 자세로 자신들의 건강을 보건의료분야 또는 해당 전문직에게 의존하고 건강증진사업은 국가 및 전문가를 중심으로 전개했던 것에서 탈피하여 개인 및 지역사회 등 대상 집단이 사업의 주체로서 적극적으로 참여하고 건강증진활동이 가능하도록 하는 사람들의 주체적인 건강문제 해결 능력 함양이 가장 중요함을 강조하는 것이다.

2) 건강증진사업의 접근 전략

오타와헌장에서는 옹호(advocate), 가능화(enable), 중재·조정(mediate)을 접근 전략으로 제시하였다. 옹호는 건강의 중요성을 홍보하고 이를 지지하는 활동을 의미한다. 이를 통하여 정치적, 사회적, 문화적, 환경적인 부분에 건강의 중요성을 알리는 활동을 권장한다. 가능화는 건강상태를 향상시킬 수 있다는 가능성을 갖도록 하는 것이다. 이를 위하여 동등하게 기회를 제공받고 교육을 받을 수 있는 것을 가능하게 하여야 한다. 중재·조정은 다른 부문간의 협조가 가능하도록 연계를 통하여 조정하는 역할을 의미한다.

건강증진사업을 실시하기 위해서 대상집단이 속한 지역사회의 다양한 수준에서, 사람들이 많은 시간 머무르거나 생활하는 생활터 수준에서 접근할 수 있다. 이와 같은 두 가지 접근은 각각 개별적으로 이루어진다기보다는 통합적으로 수행되어야 효과적이다.

가) 지역사회 수준별 접근

지역사회 수준별 접근은 생태학적 접근(ecological approach)이라고도 한다. 건강 및 건강행태는 개인 내적수준과 개인 간, 조직, 지역사회 및 물리적 환경과 공공정책 등을 포함한 다수준의 다양한 요인들에 의해 영향을 받으며 이러한 요인들의 영향은 서로 상호작용한다. 이에 따라 효과적인 건강증진사업을 위해서는 각 수준에서 특정 건강행태와 가장 연관성이 높은 잠재적 영향요인을 파악해야 한다.

나) 생활터별 접근

건강은 사람들이 생활하고 많은 시간을 보내는 일터, 배움터 등의 생활터 속에서 유지되고 영향을 받는다. 따라서 건강증진사업을 대상 집단에 따라 가정, 병의원, 직장, 시장 등 다양한 생활터 중심으로 전개할 수 있다. 이러한 생활터 중심의 접근은 일정한 대상집단에 국한되는 점이 있으나 인구·사회학적 및 사회심리적 특성에 따라 대상집단을 세분화해서 보다 체계적이고 효과적인 접근이 가능하다.

<표 V-1> 건강증진사업 접근 사례: 금연

수준	생활터	
	학교	지역사회
개인	- 금연 및 흡연예방 교육 - 금연교육 담당 교사 훈련	- 금연상담 - 금연 및 흡연예방교육 - 대중매체를 통한 금연캠페인
개인 간	- 또래, 담임교사, 학부모 금연 지도자 교육 - 학부모 대상의 금연교육 - 청소년과 그 가족을 위한 금연 도우미 서비스	- 금연 자조모임 조직 - 가족대상 금연지지 역량교육 - 금연을 위한 정서적, 물질적, 정보적, 평가적지지 강화
조직/기관	- 학교 건강증진 프로그램의 중요성에 대한 학교 관계자 교육 - 금연 뉴스레터 발행 - 학교 금연위원회 구축 - 학교 금연정책 실시	- 금연사업장 조성을 위한 자문 제공 - 금연실천을 위한 조직 개발 및 조직 간 협력 - 의사소통 네트웍 구성
지역사회 공공정책	- 학교와 지역사회 보건소 및 의료기관의 금연클리닉 서비스 연계 - 금연의 날에 교육부, 보건복지부의 정책 결정자가 참여하는 세미나 개최	- 금연 프로그램 실시를 위한 재정적인 지원 - 시민자율단체 구성 - 감시 및 연구체계 확립 - 흡연규제 정책 강화 - 담배판매규제 정책 강화

자료: 김혜경. 건강행동 변화를 위한 보건 커뮤니케이션 전략 개발: 금연을 위한 생태학적 접근전략의 적용. 보건교육·건강증진학회지 2010; 27(4):177-188. 재구성

3) 우리나라의 건강증진 및 예방서비스

우리나라는 1995년 국민건강증진법을 제정한 이후 건강증진을 위한 많은 노력을 전개해왔다. 국민건강증진법을 통해 국민건강증진사업을 위한 법적 근거와 사업의 기본 내용 및 방향을 제시하였다. 1996년에는 국민건

강증진사업 기본 시책을 수립해서 국가건강증진사업의 목표 및 접근전략을 제시하였다.

가) 기본 방향 및 접근 전략

우리나라 건강증진사업의 기본 방향과 접근 전략은 국민건강증진종합계획을 토대로 살펴볼 수 있다. 국민건강증진종합계획은 국민건강증진법 제4조에 따라 질병의 사전예방 및 건강증진을 위한 중장기 정책방향을 제시하기 위하여 수립하고 있다. 2002년부터 10년 단위로 계획하고 5년마다 보완계획을 마련하여 현재까지 총 4차례의 종합계획을 수립하고 시행하였다.

2021년에는 제5차 국민건강증진종합계획(Health Plan 2030)이 수립되었다. '모든 사람이 평생 건강을 누리는 사회'라는 비전 하에 '건강수명 연장'과 '건강형평성 제고'를 목표로 정하였다. 2018년 기준 건강수명은 70.4세이었으며, 건강수명의 목표치는 2030년까지 73.3세로 설정하였다. 또한 건강형평성의 목표치는 소득수준별 건강수명의 격차 및 지역별 건강수명 격차로 설정하였다. 소득수준 상위 20%와 하위 20%의 건강수명 격차가 2018년 기준 8.1세이었고 이를 2030년까지 7.6세로 줄이고, 건강수명 상위 20% 지자체와 하위 20% 지자체의 격차는 2018년 기준 2.7세이고 2030년에는 2.9세로 설정하였다. 이와 같은 목표를 달성하기 위한 6가지 기본 원칙을 설정하여 건강생활실천, 정신건강관리, 비감염성질환 예방관리, 감염 및 기후변화성질환 예방관리, 인구집단별 건강관리, 건강친화적 환경구축의 6개 분과에 대하여 28개 중점과제를 설정하였다.

▶ V. 서비스 제공

〔그림 Ⅴ-4〕 국민건강증진종합계획 2030의 기본 틀

나) 사업별 현황

우리나라의 건강증진 및 예방서비스는 다양하지만 본 장에서는 공적 재원이 투입되는 보건소 중심의 사업이나 건강보험 급여항목으로 제공되는 서비스를 중심으로 제시하였다.

(1) 지역사회 통합건강증진사업[6]

기존의 건강증진사업은 보건소를 중심으로 국고보조사업으로 수행되었다. 기존의 국고보조사업이 중앙집중식 하향식으로 수행되어 지역의 여건과 무관한 사업을 분절적으로 수행하여 비효율성이 초래되었다는 문제가 제기되어 2013년부터 지역사회 통합건강증진사업으로 사업의 형태가 변경되었다.

지역사회 통합건강증진사업은 지자체가 지역사회 주민을 대상으로 실시하는 건강생활실천 및 만성질환 예방, 취약계층 건강관리를 목적으로 지역사회 특성과 주민의 요구가 반영된 프로그램 및 서비스 등을 기획하여 추진하는 사업을 말한다. 사업 영역은 음주폐해예방(절주), 신체활동, 영양, 비만예방관리, 구강보건, 심뇌혈관질환, 예방관리, 한의약건강증진, 아토피·천식 예방관리, 여성어린이특화, 지역사회중심재활, 금연, 방문건강관리, 치매관리로 구성된다. 보건복지부에서는 사업 영역 간 경계를 없애고, 주민 중심으로 사업을 통합·협력하여 수행할 것을 권장하고 있다.

지역사회 통합건강증진사업의 기본방향은 첫째, 건강증진사업 통합 및 재편성을 통한 사업의 효율성 제고이다. 보건소의 지역보건의료계획 및 국민건강증진종합계획에 부합하도록 사업구조를 재편하고, 사업목표가 달성될 수 있도록 사업을 건강영역별 또는 생애주기별로 통합 구성하여 다양한 전략을 활용하며, 지역사회 자원과 포괄적 연계·협력을 통한 대상자 중심의 통합서비스를 제공할 수 있도록 여건을 조성하는 것이다. 둘째, 지자체의 자율성을 확대하는 것이다. 지자체가 재원의 용도 및 세부내역을 자율적으로 설계·집행하며, 지역사회 건강문제 및 특성에 따라 우선순위 사업영역을 선정하고 사업량을 자율적으로 선택하는 것이다. 마지막으로는 지자체의 책임성을 제고하는 것이다. 사업운영의 자율성을 부여하되

---

[6] 보건복지부. 2021년 지역사회 통합건강증진사업 안내. 2021을 정리하였음.

▶ V. 서비스 제공

책임성을 담보하기 위해 지자체 스스로 관리·감독 역할을 강화하고 사업 기획, 운영, 평가과정에서 지자체의 자발적 성과관리가 이루어질 수 있도록 평가관리 체계를 운영한다.

지역사회 통합건강증진사업은 보건복지부, 광역자치단체, 기초자치단체, 한국건강증진개발원, 시도 통합건강증진사업지원단, 한국보건복지인력개발원, 사회보장정보원의 협력으로 수행된다.

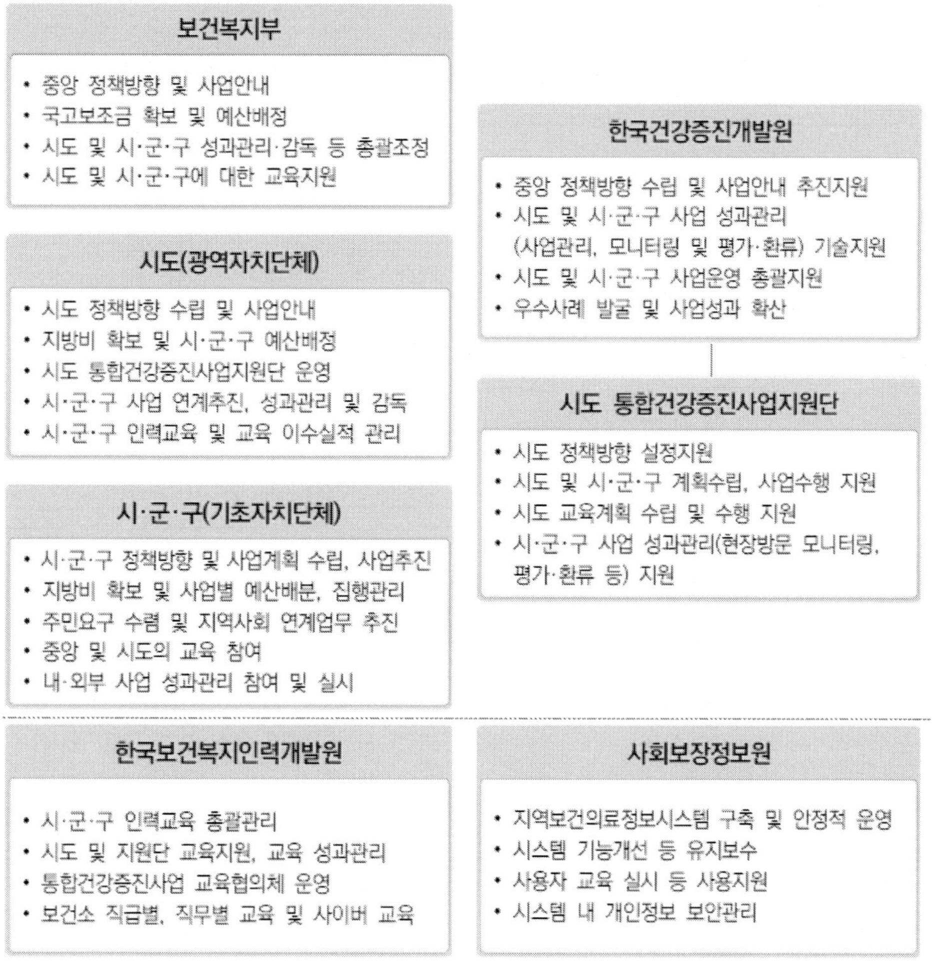

보건복지부
- 중앙 정책방향 및 사업안내
- 국고보조금 확보 및 예산배정
- 시·도 및 시·군·구 성과관리·감독 등 총괄조정
- 시·도 및 시·군·구에 대한 교육지원

시도(광역자치단체)
- 시도 정책방향 수립 및 사업안내
- 지방비 확보 및 시·군·구 예산배정
- 시도 통합건강증진사업지원단 운영
- 시·군·구 사업 연계추진, 성과관리 및 감독
- 시·군·구 인력교육 및 교육 이수실적 관리

시·군·구(기초자치단체)
- 시·군·구 정책방향 및 사업계획 수립, 사업추진
- 지방비 확보 및 사업별 예산배분, 집행관리
- 주민요구 수렴 및 지역사회 연계업무 추진
- 중앙 및 시도의 교육 참여
- 내·외부 사업 성과관리 참여 및 실시

한국건강증진개발원
- 중앙 정책방향 수립 및 사업안내 추진지원
- 시도 및 시·군·구 사업 성과관리 (사업관리, 모니터링 및 평가·환류) 기술지원
- 시도 및 시·군·구 사업운영 총괄지원
- 우수사례 발굴 및 사업성과 확산

시도 통합건강증진사업지원단
- 시도 정책방향 설정지원
- 시도 및 시·군·구 계획수립, 사업수행 지원
- 시도 교육계획 수립 및 수행 지원
- 시·군·구 사업 성과관리(현장방문 모니터링, 평가·환류 등) 지원

한국보건복지인력개발원
- 시·군·구 인력교육 총괄관리
- 시도 및 지원단 교육지원, 교육 성과관리
- 통합건강증진사업 교육협의체 운영
- 보건소 직급별, 직무별 교육 및 사이버 교육

사회보장정보원
- 지역보건의료정보시스템 구축 및 안정적 운영
- 시스템 기능개선 등 유지보수
- 사용자 교육 실시 등 사용지원
- 시스템 내 개인정보 보안관리

〔그림 Ⅴ-5〕 지역사회 통합건강증진사업 추진체계도

지역사회 통합건강증진사업은 건강문제, 대상군, 수행방법 측면을 고려하여 사업을 구성하고 추진하도록 되어 있다. 지역사회 통합건강증진사업 모형은 아래 그림과 같다.

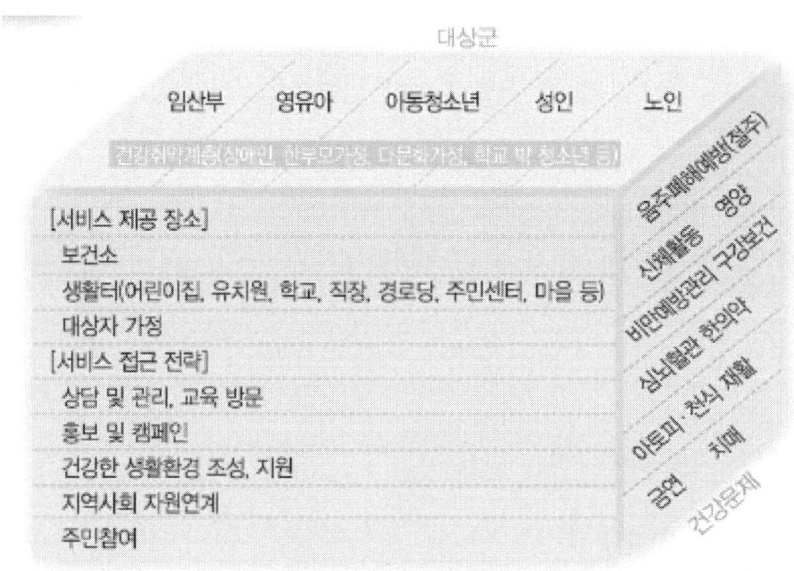

〔그림 Ⅴ-6〕지역사회 통합건강증진사업 모형

(2) 지역사회 만성질환관리사업

우리나라 최초의 광역자치단체 차원의 만성질환관리 사업이라고 할 수 있는 질병관리본부의 '고혈압·당뇨병 등록관리사업'은 지역사회 중심의 포괄적 예방서비스의 제공을 목적으로 심뇌혈관질환의 선행 질환인 고혈압 당뇨병의 지속치료율 향상과 적정관리를 통해 합병증 발생 시기를 지연시키고 사망 및 장애를 예방하기 위해 2007년 시범사업을 거쳐, 2011~2012년 일부 지역으로 확대 시행하여 현재까지 운영되고 있다(김희선 등, 2018). 고혈압 당뇨병 환자의 진료비용 및 약제비의 본인부담금을 지원하고 참여 의원에게는 환자 1인당 일정 금액을 지원하는 금전적 인센티브와 치료일정 리콜 및 리마인드 서비스를 통한 추적관리, 교육센터를 지정·운영하여 표준화된 서비스를 제공하는 것이 이 사업의 특징이라고 할 수 있다(김희선 등, 2018). 2018년 5월 기준 19개 지역, 25개 보건소, 1,466개 의료기관, 2,004개 약국, 고혈압 당뇨병 환자 420,580명이 참여하고 있다(김희선 등, 2018).

의원급 만성질환관리제는 동네의원을 중심으로 고혈압과 당뇨병의 치료 지속성을 높이고 일차의료를 활성화하는 것을 목적으로 건강보험 재정으로 전국 의원을 대상으로 2012년 4월부터 시행되었다. 고혈압과 당뇨병 환자가 특정 의원을 정해 자신의 질환을 관리하면 환자에게는 진찰료 본인부담을 30%에서 20%로 경감하고 국민건강보험공단에서 SMS 알림 서비스(매주 1회, 9~10주간), 혈압 및 혈당측정기 대여(2주, 최대 8주), 건강관리 정보 제공, 건강상담 및 교육서비스를 제공한다. 건강보험심사평가원에서 참여 의원 적정성 평가를 실시하여 '양호 기관'에게 인센티브를 지급하고 있다(조비룡 등, 2017). 2018년 6월 현재 7,804개소가 참여하였다(보건복지부 등, 2019).

'만성질환관리 수가 사업'은 2016년 9월부터 2018년 12월까지 보건복지부 주관으로 건강보험 재정으로 수행되었으며, 고혈압 당뇨병의 지속관리체계 구축을 위하여 의원의 비대면 관리 방식을 도입하고 수가를 적용한 것이 특징이다. 고혈압 당뇨병 재진 환자를 대상으로 의사가 환자의 건강상태를 평가해 관리계획을 수립하고, 비대면 방식으로 지속적 관찰과 상담을 병행하여 만성질환을 통합적으로 관리하도록 하였다. 환자는 매주 의사에게 모바일 앱(M 건강보험) 및 건강 iN 웹페이지[7]를 통해 자가 측정한 혈압 혈당 수치를 전송하고 리콜·리마인드 문자 서비스를 받게 된다.

---

[7] 2020년 11월 2일 M 건강보험 앱은 'The 건강보험'으로 통합되고, 건강 iN 웹페이지는 국민건강보험 홈페이지(www.nhis.or.kr)로 통합됨.

의사는 환자가 자가 측정한 혈압과 혈당 정보를 확인하고 필요 시 전화상담을 실시한다. 의원에 보상하는 수가는 1년을 주기로 계획 수립, 점검 및 평가(9,270원, 월 1회, 행위별), 지속관찰관리(10,520원, 월정액), 전화상담(7,510원, 월 2회, 행위별)에 대한 행위별 수가 또는 월정액 수가를 지급하였다. 2018년 5월 기준 1,172개 의원이 참여하여 48,568명의 환자에게 만성질환관리를 제공하였다(보건복지부, 2016; 김희선 등, 2018).

(3) 건강검진사업

우리나라에서 영유아, 학동기, 성인기, 노년기를 대상으로 국민건강보험법, 의료급여법, 암관리법을 근거로 건강검진사업을 실시하고 있다.

▶ V. 서비스 제공

<표 Ⅴ-2> 대상자별 건강검진사업

구분		영유아(0세~5세) (영유아건강검진)		학동기(6세~18세) (학생검진)		성인기(19~64세) (일반건강검진 및 암검진)		노년기(65세 이상) (일반건강검진 및 암검진)	
		건강보험 가입자	의료급여 수급권자	취학 학동기	비취학 학동기	건강보험 가입자	의료급여 수급권자	건강보험 가입자	의료급여 수급권자
근거법령		국민건강보험법 제52조	의료급여법 제14조	학교보건법 제7조	청소년 복지지원법 제6조	국민건강보험법 제52조 및 산업안전보건법 제129조 암관리법 제11조	의료급여법 제14조 암관리법 제11조	국민건강보험법 제52조 암관리법 제11조	국민건강보험법 제52조 의료급여법 제14조 및 암관리법 제11조
대 상	일반건강검진	만 0-5세 전체 영유아		만 6세-18세 전 취학 학동	만 9-18세 학교 밖 청소년	- 직장가입자 - 세대주인 지역가입자 - 만 20세 이상 피부양자 및 세대원	- 만 19세-64세 의료급여수급권자	- 성인기 건강보험 가입자와 동일	- 만 66세 이상 의료급여 생애전환기검진) * 만 65세 이상 건강검진 - 노인복지법에 따라 시· 군·구에서 실시
	암검진			-	-	- 암종별 대상연령		- 암종별 대상연령	
검진주기		생후 14일, 4개월, 9개월, 18개월, 30개월, 42개월, 54개월, 66개월 (총 8회)		초등 1·4학년, 중등 1학년, 고등 1학년 (총 4회)	-3년 1회	-2년 1회 (비사무직 1년 1회)	-2년 1회	-2년 1회 (비사무직 1년 1회)	-2년 1회
검진 수행 주체		국민건강 보험공단	시·군·구 (보건소) *공단 위탁수행	학교장	여성가족부 *공단 위탁수행	국민건강보험공단, 시·군·구(보건소) *공단 위탁수행	시·군·구(보건소) *공단 위탁수행	국민건강보험공단, 시·군·구(보건소) *공단 위탁수행	시·군·구(보건소) *공단 위탁수행
비용 부담		본인부담 없음 *건강보험재정	본인부담 없음 *국고 및 지방비		본인부담 없음	- 일반건강검진 : 본인부담 없음 *건강보험재정 - 암검진: • 보험료 상위 50%본인부담 10% (자궁경부암, 대장암은 본인부담 없음) *건강보험재정 90% • 보험료 하위 50% : 본인부담 없음 *건강보험재정 90%, 국고 및 지방비 10%	본인부담 없음 *국고 및 지방비	- 일반건강검진 : 본인 부담 없음 *건강보험재정 - 암검진: • 보험료 상위 50%본인부담 10% (자궁경부암, 대장암은 본인부담 없음) *건강보험재정 90% • 보험료 하위 50% : 본인부담 없음 *건강보험재정 90%, 국고 및 지방비 10%	본인부담 없음 *국고 및 지방비

자료: 보건복지부. 2021년 건강검진사업안내. 2021

(4) 예방접종사업

우리나라에서는 어린이 국가예방접종지원사업, 건강여성 첫걸음 클리닉 사업, B형간염 주산기감염 예방사업, 인플루엔자 국가예방접종 지원사업, 어르신 폐렴구균 예방접종사업을 국가예방접종사업으로 실시하고 있다.

3. 의료서비스

본 장에서는 의료서비스에 대하여 일차의료와 급성기 이후 의료에 대하여 다루었다. 의료전달체계의 관점에서는 이차의료와 삼차의료를 포함하여야 하나 이차의료와 삼차의료는 주로 병원 기반의 서비스 제공이어서 Ⅳ장의 자원관리에서 이미 다루었기 때문에 본 장에서는 제외하였다.

1) 일차의료

가) 일차의료의 개념 및 중요성[8]

일차의료라는 용어는 1920년 영국에서 일명 도슨 보고서(Dawson Report)가 제안한 일차 보건 센터(primary health center)에서 유래하였다고 보는 것이 일반적이다. 도슨 보고서는 주로 일차의료의 인력과 시설 등에 주목하였으나 일차의료의 특성이라 할만한 내용도 기술하였다. 여기에는 오늘날 일차의료의 여러 개념들에서 볼 수 있는 환자 중심 의료(질병이 아니라 환자에 대한 지식), 포괄성(예방과 지역 사회 서비스, 치료 서비스, 치과 의료서비스 제공), 조정 기능(가정의 서비스와 방문 간호 서비스 제공, 병원으로의 환자 의뢰), 여러 분야 의료인의 협력(간호사, 임상병리사, 의사, 행정가 등) 등이 묵시적으로 언급되어 있다.

가장 널리 알려진 일차의료 개념은 1996년 미국 의학학술원(Institute of Medicine)이 제시하였다. 1990년대 미국은 클린턴 행정부의 의료개혁 시도와 관리 의료(managed care) 확산을 배경으로 일차의료에 대한 관심이 커지고 있었다. 의학 학술원의 일차의료 개념은 이와 같은 환경변화에 대응하기 위한 노력의 일환이었다. 그에 따르면 미국에서 일차의료는 "개인

---

[8] 최용준 외. 일차의료의 개념과 가치, 그리고 한국의 현실과 과제. 대한의사협회지 2013;56(10):856-865

의 보건의료 필요 대부분을 해결하고 환자와 지속적인 동반자 관계를 형성하며 가족과 지역 사회의 맥락에서 활동하는 책임을 지는 임상의사가, 통합적이고 접근성 높은 보건의료서비스를 제공하는 것"을 말한다. 의학학술원은 일차의료 개념 정의에 사용된 여러 용어들에 상세한 주석을 달았는데 다른 개념 정의에서 관찰되는 일차의료의 속성에 해당할만한 것으로 가족과 지역 사회 맥락, 동반자 관계, 통합성, 접근성, 책임성 등이 있었다. 그중 통합성과 책임성은 다소 복합적인 개념으로 전자는 최초 접촉이나 문지기 기능과 관계있는 포괄성, 조정 기능, 지역 사회와의 상호 작용, 지속성을, 후자는 양질의 진료와 환자 만족, 효율적 자원 활용, 윤리적 행동을 포함하는 것으로 설명되었다. 이와 같은 개념 정의는 인구집단의 필요와 의료시스템의 구조에 주목하기보다 환자 개인에만 초점을 맞추고 있다는 비판도 받았다. 그러나 의학 연구원의 일차의료 개념은 이전 논의가 인력이나 재정 등 의료시스템의 구조에 치중하고 있다는 점을 성찰하고 일차의료의 내용 내지 과정에 주목함으로써 그에 대한 이해를 심화시키는 데 기여한 면이 있다.

한편 유럽 여러 나라들에서 널리 쓰이는 일차의료 개념은 일반의학(general practice) 내지 가정의학(family medicine)과 불가분에 관계에 있다는 점이 지적되고 있는데 이는 여러 유럽 국가들이 미국에 비해 일반의학 전통이 깊다는 점과 관계가 있다. 실제로 세계보건기구 유럽지역사무소는 일반의학이 일차의료 및 가정의학과 동의어로 쓰이고 있음을 지적하고 있다. 이 점에서 세계일차의료의사학회 유럽지부(WONCA Europe)의 일반의학/가정의학 정의는 유럽 일차의료의 개념을 파악하는 데 유용하다. 정의는 일반의학/가정의학의 특징, 전문 과목으로서 일반의학의 성격, 일차의료 의사(general practitioner/family physician)의 핵심 역량을 제시하였는데, 이중 일반의학 분야의 특징이 일차의료의 개념과 비슷하다. 여기서 언급되는 일반의학의 특징은 ① 최초 접촉, ② 조정과 협력을 통한 효율적 자원 이용, ③ 사람 중심 접근, ④ 환자의 역량 강화 (empowerment), ⑤ 효과적 의사소통, ⑥ 진료의 지속성, ⑦ 지역사회 질병 특성을 감안한 의사결정 과정, ⑧ 포괄적 진료, ⑨ 질병의 조기 관리, ⑩ 건강 증진, ⑪ 지역사회에 대한 책임, ⑫ 건강문제에 대한 다차원적 대응 등 모두 12가지다. 또 이 특징들은 일차의료 의사가 배양해야 할 여섯 가지 핵심 역량, 즉 일차의료 관리(①, ②), 사람중심 진료(③-⑥), 구체적 문제를 해결하는 능력(⑦, ⑧), 포괄적 접근(⑨, ⑩), 지역사회 지향성(⑪), 총체적 모형화(holistic modelling, ⑫)와 연결된다. 이 같은 구성은, 원래 이 문서가 유럽연합 국가들 안에서의 의사들의 자유로운 이동을 목표로 삼은 1993년 유럽연합 조정 지침(EU Directive 93/16)이 의학교육을 규제한 데 비하여 졸업 후 수련의 내용과 질에 대한 규정은 결여되어 있다는 점에 착안하였다는 점에서 비롯되었다.

〈표 V-3〉 일차의료 정의에 활용될 수 있는 분석 틀

누가 제공하는가? The care provided by certain clinicians	가정의학, 일반내과, 소아과, 산부인과 등
어떤 서비스가 제공되는가? A set of activities	흔한 질환(common illness)과 장애(disability)에 대한 치료(curing)나 완화(alleviating)
어느 수준 혹은 어디에서 제공되는가? A level of care or setting?	지역사회 병원이나 3차 의료기관 등으로 환자를 의뢰할 수 있는 최초 접촉점
속성 A set of attributes	최초 접촉점, 접근성, 포괄성, 조정성, 지속성, 책임성 담보
보건의료시스템 구성 계획 A strategy for organizing the health care system	병원기반, 기술집약, 급성질환보다는 지역사회 보건의료서비스 자원 배분의 우선권까지 부여된 지역사회기반 서비스

자료: Donaldosn, et al., Defining Primary Care; An Interim Report, IOM(1994), p.9

▶ V. 서비스 제공

　일차의료를 강조하는 것은 의료자원의 합리적인 사용과 의료체계의 효율적인 운영이라는 목표달성에 있어서 일차의료가 필수적이라는 입장을 견지 하는 것과 같다. 일차의료 의사는 환자자신에게나 환자의 의료문제에 보다 친숙할 뿐 아니라 환자를 둘러싸고 있는 가족이나 환자 본인의 생물학적 및 정신적 요인, 물리적 활동, 사회적 요인 등의 건강 문제 발생 요인에 대한 파악이 용이하고, 첫 번째 진료로부터 환자의 계속적인 진료에 관여함으로써 기존의 환자가 가진 새로운 의료문제에 관심을 가진다. 이 점은 오늘날과 같이 질병의 형태가 만성적이고 노인인구의 증가와 더불어 복합적이 되어가는 질병 문제에 대처하는데 있어서의 일차의료의 적합성을 반영한다. 일차의료를 통해 얻을 수 있는 장점으로는 첫째, 주민이 필요로 하는 대부분의 건강문제를 다룬다. 둘째, 환자들에게 의료체계에 대한 안내역할을 하며 환자에게 필요한 문제해결을 의뢰할 수 있다. 셋째, 환자와 의사간에 지속적인 관계를 형성하고 건강문제 해결에 환자의 역할을 강화할 수 있다. 넷째, 질병예방과 건강증진에 보다 용이하게 접근할 수 있다. 다섯째, 주민의 건강유지에 보다 책임 있는 의료제공자가 될 수 있다. 마지막으로 사회적인 측면에서 일차의료는 전문 진료에 비하여 적은 비용과 적정한 의료기술을 가지고 건강문제를 용이하게 해결할 수 있으므로 효율적인 방안으로평가된다.

　나) 우리나라 일차의료의 현황 및 문제점
　일차의료가 갖는 중요성에도 불구하고 우리나라는 일차의료가 갖는 여러 핵심적 속성 면에서 많은 문제점을 가지고 있다는 부분에 대해서는 많은 학자들이 동의하고 있다. 만성병 증가와 노령화 시대로의 전환에 따른 의료비 증가와 비효율의 의료제도 정비를 위한 문제의식이 제기되고 개선을 위한 논의들이 진행 중이며 정부에서도 의료전달체계 및 관련된 제도의 정비를 준비하고 있다. 그럼에도 불구하고 우리나라의 의료전달체계가 제대로 작동하지 않아서 발생하는 다양한 문제가 있으며, 본 장에서는 우리나라 일차의료의 현황과 관련하여 몇 가지 논의를 정리하였다.

(1) 1차 의료기관의 외래 비중 축소

의원급 의료기관의 외래 수입은 지속적으로 감소하고 있는 반면 병원급의 경우는 그 반대다. 의원급 의료기관의 경우 전체 외래 요양급여비용 중에서(의원, 병원, 종합병원, 상급종합병원) 차지하는 비중이 10년간 10.1% 감소한 반면(2005년: 65.4%→ 2014년: 55.3%) 병원급의 경우는 오히려 증가하였다. 그중에서도 상급종합병원의 외래비중 증가가 4.3%로 가장 크다. 여기에는 물론 의학기술의 진전과 병원경영의 효율화로 굳이 입원하지 않고 상급병원 외래에서 당일 수술과 귀가가 가능한 의료행위들이 증가한 것들이 일부 원인으로 작용했을 수 있다. 그럼에도 불구하고 이러한 병원급 의료기관의 외래 비중 확대는 일차의료의 기능을 저해할 수 있는 원인이 된다.

(2) 경증환자의 병원급 의료기관 이용

의원급 의료기관의 외래 비중 감소추세의 원인에는 가벼운 질환으로도 병원급 의료기관을 찾는 환자들의 증가가 일부 요인으로 작용했을 수 있다. 2014년 기준 단순 고혈압, 당뇨병, 감기, 소화불량 등과 같이 의원급 의료기관에서 대부분 해결이 가능한 52개 경증질환 환자 중에 병원급 의료기관에서 진료받고 있는 환자비율(내원일수 기준)은 약 14%에 달한다. 이러한 경증질환의 내원일당 평균 진료비는 의원이 15,622원인데 비해 상급종합병원은 46,850원으로 약 3.0배, 종합병원은 34,543원으로 약 2.2배가 더 높다. 중증질환이 아닌 단순 경증질환의 경우 의원급 의료기관에서도 충분한 치료와 관리가 가능한데 병원급 의료기관에서 관리를 받는 것은 의료체계에 있어 비효율을 야기할 뿐만 아니라 전체 의료체계 내에서 일차의료가 위축되고 있음을 보여주는 것이다.

(3) 의원의 외래진찰료 비중 감소

의원급 의료기관에서의 지속·포괄적 서비스 제공체계의 틀을 완성하기 위해서는 의료에 있어 진찰 행위가 가지는 중요성을 인지하고 먼저 이에 대한 합리적 보상체계를 마련하는 것이 필요하다. 그러나 전체 요양급여 비용 중 의원급 의료기관에 대한 주된 보상이라 할 수 있는 진찰료가 차지하는 비중은 지난 10년간 지속적으로 감소하고 있는 반면(2004년: 32.8%, 2014년: 22.5%), 입원, 검사, 처치 및 수술료 등의 비중은 증가하고 있는 상황이다. 전체 진료비 수입 중에 진찰료 비중이 약 53%를 차지하는 의원급 의료기관에 있어 진찰료 수입 비중 감소는 즉 경영상의 어려움을 의미하고 이는 곧 의료전달체계에 있어 최초 접촉점 역할로서의 기능 위축을 의미할 수 있다.

(4) 치료의 지속성 미흡

만성질환자는 지속적으로 증가하고 있으나 일차의료의 대표적인 속성이라고 할 수 있는 치료의 지속성은 담보되고 있지 못하다. 우리나라에서 가장 유병률이 높은 만성질환인 고혈압과 당뇨병을 살펴보면, 두 질병의 유병률은 증가하고 있으나 적정 치료와 조절률이 미흡한 수준으로 일차의료에서의 관리가 부족하다고 할 수 있다. 최근 국민건강영양조사에 따르면 고혈압 인지율은 20년 전 34.1%에서 2018년 69.1%로, 당뇨병 인지율은 15년 전 68.3%에서 2018년 71.5%로 증가하였으나, 그동안 의료적 접근성의 개선에 비해 고혈압 조절률 48.3%, 당뇨병 조절률 31.1%(질병관리본부,

2018)로 아직도 낮은 수준에 머물러 있다.

2) 급성기 이후 의료

인구의 급속한 고령화에 따라 만성질환자가 빠르게 증가하고 있으며 의료비 증가에 영향을 미치고 있다. 육체적으로 허약한 노인들은 퇴행성 만성질환에 시달리는 것이 일반적이고, 이러한 만성질환은 완치되기 어렵기 때문에 장기간에 걸친 의료서비스를 필요로 한다. 의료기관에 입퇴원을 반복하면서 오히려 신체 기능이 감소하는 결과를 초래하는 경우가 빈번하다. 이와 더불어 인구고령화로 인하여 사망 관련 비용이 증가하는데 특히 사망 직전에 의료비가 급증한다는 결과를 보여주는 연구가 많았다.

인구고령화와 이에 따른 만성질환자의 증가는 우리나라 헬스케어시스템에 새로운 도전과제가 되고 있다. 우리나라는 1977년 건강보험제도 도입 이후, 30여 년 동안 보편적 의료보장으로 많은 성과를 거두었지만, 급성기 의료 시설 중심의 공급체계가 보건의료제도의 문제점 중의 하나로 지적되고 있다. 현재 민간 중심의 경쟁적인 보건의료시장이 급성기 의료서비스의 공급을 늘리고 있어, 지금의 의료제도로는 인구 고령화 및 만성질환 증가에 대비하기에 한계가 있기 때문이다.

가) 급성기 이후 의료의 개념 및 특징

급성기 이후 의료(post-acute care)를 무엇으로 볼 것이냐에 대해서는 서비스의 연속성 개념에서 논의할 필요가 있다. 급성기까지는 치료에 초점을 두는 것이라면 급성기 이후는 장기간의 치료(long-term treatment)와 재활을 포함한 치료 이후(after-care)를 의미한다고 볼 수 있다. 미국의 아급성기/급성기 이후 치료협회(National Association of Subacute/Post-acute

▶ V. 서비스 제공

Care, NASPAC)에서는 급성기 이후 치료는 병원에서 지역사회로의 이행을 돕는 것을 목적으로 급성기 병원 퇴원 이후에 추가적인 지원이 필요한 환자를 대상으로 가정간호, 재택의료 등 관련 서비스를 제공하는 것이라고 정의하였다. 또한 아급성기 치료(subacute care)는 급성기 치료의 수준보다는 낮은 강도로 통합적인 치료를 하는 것으로 정의하였다. Pratt(2010)은 아급성기 치료는 급성기 병원에서 입원 진료의 형태로 의학적 치료 및 간호처치를 제공하는 것이며, 급성기 이후 치료는 급성기 이후에 외래 진료의 형태로 간호처치 및 비의학적 케어를 제공하는 것으로 구분하기도 하였다.

미국 메디케어에서 급성기 이후 의료를 담당하고 있는 기관은 장기요양병원(Long Term Care Hospital, LTCH), 입원재활시설 (Inpatient Rehabilitation Facility, IRF), 전문간호시설 (Skilled Nursing Facility, SNF), 가정간호기관(Home Health Agency, HHA)로 4가지로 구분된다.

전문간호시설은 미국에서 가장 많은 급성기 이후 치료 기관이며 단기 전문간호케어, 물리치료, 작업치료, 언어치료 서비스와 같은 재활서비스를 제공한다(MedPac, 2009). 주로 거주자의 의학적 및 간호관리 요구에 대한 서비스를 제공하는데 손상, 장애 및 질병이 있는 환자들을 위한 재활서비스도 병행하고 있다. 이에 따라 간호사(RN/LPN/LVN), 작업치료사, 물리치료사, 언어치료사, 청각사 등의 인력으로 구성된다. 급성기 이후 치료 기관 중에서는 의학적으로보다 안정적인 환자, 다양한 중증도를 가진 환자의 입원이 가능하다(CMS, 2007). 전문간호시설에서는 입소자평가도구(Resident Assessment Instrument, RAI)를 사용한 Minimum Data Set(MDS)에 기초하여 대상자를 평가하여 자원사용그룹(Resource Utilization Group, RUG)으로 분류하는 방법을 사용하고 있다. 환자분류군은 예상되는 치료 방법(물리치료, 작업치료 등), 특정한 상태(폐렴, 설사 등), 일상생활수행능력(식사, 화장실사용, 침상사용, 이동)을 근거로 한 지수와 우울증의 징후로 구성되어 있다(CMS, 2009).

입원재활시설은 24시간 재활간호 및 2가지 이상의 치료가 요구되거나, 하루에 적어도 3시간씩 강도 높은 재활프로그램을 견딜 수 있고 합리적인 기간 안에 재활목표를 달성할 수 있는 환자가 입원하여야 하며, 전체 환자의 75%이상이 뇌졸중, 척수손상, 정신적 외상, 뇌손상 등의 13개 의학적 상태 중 하나 이상에 해당되어야 한다(Grimaldi, 2002).

장기요양병원은 장기간 병원의 치료가 필요한 복합적인 급성 또는 만성질환의 임상적인 복합 질병을 가진 환자를 치료하는 기능을 수행한다. 따라서 전문간호시설에 비하여 보다 중증도가 높은 급성기 입원환자에 대한 서비스를 제공한다. 메디케어에서 지불할 수 있는 장기요양병원으로서의 요건을 갖추기 위해서는 기본적으로 급성기 병원의 시설 및 인력 조건을 만족시켜야 하며(MedPac, 2004), 이에 따라 의사가 24시간 상주하여 환자 치료에 적극적으로 개입한다. 입원기준으로는 기본적으로 25일 이상의 입원을 전제로 하여(MedPac, 2009) ① 심장 또는 혈압 또는 호흡 부족, 개방창상, 3도 혹은 괴저성 상처, 수혈을 요하는 위장 및 혈액학적 상태 혹은 치료를 요하는 감염과 같은 환자의 임상적 특징, ② 지속적인 정맥주사 혹은 투약 관리, 폐 모니터링, 맥박 산소측정, 완전비경구영양(TPN) 혹은 위관영양, 지속적인 위장 흡인, 복합적인 상처 치료, 흉관삽입, 인공호흡기와 같은 특정한 치료 필요 여부의 요소가 포함된다(MedPac, 2004).

가정간호기관은 일반적으로 질병이나 상해가 있으며 집을 떠날 수 없고 정해진 일정한 기간동안 전문적인 의학적 치료가 필요한 환자에게 서비스를 제공한다. 서비스 내용에는 주로 전문간호, 물리치료, 작업치료, 언어치료, 사회복지서비스 등이 포함된다.

일본은 급성기 이후 시설로는 크게 의료보험 및 개호보험 적용의 요양병동과 완화케어병동, 회복기재활병동, 치매치료병동 등이 있다. 급성질환으로부터 만성질환에 이르기까지 대단히 넓은 범위에 걸쳐 동일 유형의 시설에서 의료서비스가 제공됨에 따라 여러 가지 문제가 발생하였고, 이에 대한 개선책으로 병동 구분에 의한 시설의 유형화가 추진되었다. 일본의 병원은 한 기관 내에 이러한 병동이 혼재해 있는 병원이 많다. 일본의 재활의료서비스는 급성기, 회복기, 유지기 등의 형태로 구분할 수 있다. 환자의 특성에 적합한 표준적인 치료기간을 설정하여 장기간에 걸친 계속적인 재활이 필요한 일부 환자를 제외하고는 재활치료 일수에 상한을 두고 있다. 심혈관질환이나 운동기 150일, 뇌혈관질환 180일, 호흡기질환 90일을 상한으로 의료보험에서 담당하고 있으며 이후에는 개호보험의 통원재활(주간재활) 및 방문재활로 이관된다.

나) 우리나라의 급성기 이후 의료

현재 우리나라에서 급성기 이후 의료는 요양병원에서 제공하는 서비스와 완화의료라고 볼 수 있다.

(1) 요양병원

우리나라에서 급성기 이후 의료 서비스를 제공하는 대표적인 기관은 요양병원이다. 요양병원은 1994년 7월 8일에 시행된 의료법에 기준이 제정되어 우리나라에 요양병원이 공식적인 의료기관으로 편입되었다. 현재 우리나라 의료법 제3조에서는 '의료기관의 종류는 의원급 의료기관, 조산원, 병원급 의료기관으로 나눈다'고 명시하고 병원급 의료기관에는 '병원, 치과병원, 한방병원, 요양병원, 정신병원, 종합병원이 있다'고 규정하여 병원급 의료기관의 한 종류로 요양병원을 두고 있다. 또한 동법 제3조

2에서는 '요양병원이란 장기입원이 필요한 환자를 대상으로 의료행위를 하기 위하여 필요한 요양병상을 갖춘 병원'이라고 정의하였고 의료법 시행규칙 제36조에서는 노인성 질환자, 만성질환자, 외과적 수술 후 또는 상해 후 회복기간에 있는 자 중 주로 요양이 필요한 사람을 요양병원 입원 대상으로 규정하였다. 이와 같은 법적인 정의에 따르면 우리나라 의료체계에서 요양병원은 급성기 이후 장기입원이 필요한 환자를 대상으로 의료행위를 하는 병원이라는 것을 알 수 있다.

현재 요양병원은 현재 요양병원은 급성기 병원과 유사한 치료, 아급성기 환자 치료, 수술 후 회복기 환자에 대한 단기간의 치료 및 요양서비스 제공, 사회적 입원환자 수용 등 다양한 기능을 하고 있어 그 역할이 모호하다. 요양병원의 청구 행태, 환자 구성 자료를 통해 유형화한 연구에서는 재활치료와 내과질환 중심 9.09%, 치매환자 치료 중심 19.37%, 내과질환 중심 20.57%, 기타 요양병원 42.92%로 4개의 유형으로 분류가 되었다. 그리고 특정한 환자를 대상으로 특정한 치료에 집중하고 있는 요양병원은 양질의 진료를 하고 있는 것으로 나타났다(송현종 등, 2012).

(2) 완화의료

완화의료는 암관리법에 따라 제도화를 추진하고 있어, 그 대상은 전체 말기 질환자가 아닌 말기 암환자로 국한되어 있다. 말기 암환자의 경우 진단 이후에도 의료 이용 행태는 거의 변화가 없으며, 오히려 사망일에 가까울수록 의료 이용이 더욱 증가하고 있다. CT·MRI·PET 등 진단 검사는 꾸준히 늘어나고 있으며, 사망에 가까울수록 기도삽관, 심폐소생술, 인공호흡기 사용도 급증하고 있다. 특히, 사망 1개월 전 응급실 이용이 급격히 증가하고 있어, 말기 암 환자들이 적기에 전문 의료서비스를 받기에는 한계가 있다(이건세 등, 2008; 보건복지부, 2013). 또한 사망 전까지 상급종합병원 및 종합병원에 대한 의존도가 높아, 말기 암 환자들의 입원·외래 진료비 중 87.9%가 종합병원급 이상에서 발생하고 있다.

이에 따라 2000년대 초반부터 말기 암환자의 신체적·정신적 고통을 완화하고 합리적인 의료비를 지출하기 위한 대안으로 호스피스·완화의료 제도 도입에 관한 논의가 시작되었다. 하지만 우리나라의 호스피스 완화의료는 아직 말기 암 환자에 대한 전문 의료서비스로 정착하지 못한 걸음마 단계로, 2011년 암 사망자의 완화의료 이용률은 11.9% 수준이며, 환자의 완화의료 이용 기간도 평균 21일에 불과하다. 특히 말기 암 환자의 특성상 완치 가능성이 없으며, 급성기 환자에 비해 수익성이 낮다는 이유로 의료적 관심 대상에서 배제되고 있으며, 말기 암 환자 또는 보호자도 호스피스 완화의료에 대한 이해 부족 및 부정적 인식으로 선택을 주저하거나 거부하고 있다.

완화의료 활성화를 위해 2008년 완화의료 서비스 특성을 반영한 일당정액 형태의 병동형 완화의료 수가를 개발하여, 2009년 12월부터 7개 완화의료전문기관을 대상으로 1차 시범사업을 실시하였고, 2011년 9월부터 12개 기관대상으로 2차 시범사업을 실시하고 있다. 시범사업의 목적은 크게 2가지로 수가 수준의 적정성과 진료 행태 변화(특히 통증 및 증상관리)를 평가하기 위한 것으로, 1, 2차 시범사업 평가결과 일당정액 수가 수준이 원가에 여전히 미치지 못해 건강보험재정만으로는 운영이 어려운 것으로 나타났으며 말기 암환자에게 가장 중요한 통증 관리 및 영적 상담 등이 일당정액에 포함되어 있어 과소제공 가능성이제기되고 있다(김정회 등, 2011; 김정회 등 2012)

3) 회복 및 재활 활성화

인구고령화 및 만성질환 증가로 급성기 이후 회복 및 재활을 필요로 하는 환자가 증가하고 있으나 앞서 언급한 대로 재활 치료의 경우 급성기 이후 서비스 제공이 원활하지 않아 치료 성과가 좋지 못한 실정이다. 재활 치료의 가장 중요한 역할 중 하나는 중증 질병·외상 발생 후 장애의 정도를 최소화하는 것이다. 중증 질병·외상 발생 환자에게 적절한 재활 의료가 투입되면 신체적 장해가 최소화되어 중증 장애 발생률을 낮출 수 있지만, 적절한 재활의료 개입이 이루어지지 않는다면 신체적 기능이 충분히 회복되지 않고 중증장애 상태에 머물게 된다(신형익, 2014). 질병, 손상 등에 의한 장애 발생 직후 급성기 재활부터, 아급성기, 만성기 각각에서의 재활의료서비스의 인력, 시설, 내용에서 차이가 있으며, 시기에 맞는 재활 의료기관의 이용 및 각 재활의료기관 사이의 전달시스템 구축이 중요하다.

  보건복지부가 지정하는 전문병원 가운데 10개의 재활전문병원이 있으나 그 수가 적고, 요양병원의 경우 법적으로는 회복 및 재활 서비스를 제공하도록 되어 있으나 이러한 기능을 제대로 수행하고 있지 못하고 있는 실정이다. 즉 급성기 치료 이후 전문적인 재활서비스 제공을 위한 기반 조성이 미흡하고, 요양병원에서 제공되고 있는 재활서비스는 기관 간 질적 편차 문제와 환자군 특성에 적합하지 않은 서비스 제공 문제의 우려가 있다(노현승 등, 2014). 또한 만성질환 재활 환자의 지속적인 관리에 필요한 재활의료 서비스 전달체계에 대한 가이드라인이나 지침 등이 없는 실정이고, 만성질환 재활 환자들의 급성기 치료 후 지속적 관리에 대한 특별한 가이드라인이 없다. 이 때문에 총 재원기간은 매우 길지만 다른 병원들을 전전하며 반복적인 치료를 받고 있어 효율성이 낮은 것으로 보고되고 있다. 재활 의료 서비스를 필요로 하는 수요의 빠른 증가에 맞추려다보니 급성기, 아급성기, 만성기 재활 의료시설이 관리되는 시스템이 없이 비효율적인 의료전달체계가 비정상적으로 구축되고 있는 실정이다. 이러한 비체계적인 재활서비스 제공 시스템으로 인하여 재활치료의 효율성이 낮아지고 불필요한 국가적 재정의 낭비가 커지며, 장애인의 사회 복귀와 가정으로의 복귀를 지연시키는 등의 총체적인 문제점이 초래되고 있다. 그러므로 대학병원에서 재활전문병원, 요양병원, 지역사회 재활치료 재원으로 연결되는 재활의료전달체계의 확립이 시급하다(신용일 등, 2012).

4. 서비스의 질 관리

서비스의 질 관리는 서비스 제공에 있어서 중요한 관리 수단이다. 서비스는 의료서비스만 포함되는 것은 아니지만 의료의 질 관리 기전이 비교적 학문적으로 잘 정리되어 있고, 실제적인 측면에서도 다른 서비스에 적용이 가능하기 때문에 본 자에서는 의료의 질 관리를 중심으로 제시하였다.

1) 의료의 질 개념 및 구성요소

의료의 질은 다차원적인 측면의 개념이므로 한 마디로 정의를 내리기 어렵다. 근대적 의미에서 의료의 질 관리에 대한 개념과 이론을 정립한 Donabedian(1980)은 양질의 의료를 '진료의 모든 과정에서 예상되는 이익과 손해의 균형을 맞춘 상태에서 환자의 복지를 가장 높은 수준으로 높일 수 있는 것으로 예상되는 의료'로 정의하였으며, 의료의 질을 정의하는 입장에 따라 세 가지 측면을 제시하였다. 첫째, 전문가 중심의 정의이다. 의사와 같은 전문가의 입장에서는 건강 상태를 향상시킬 수 있는 진료 과정을 양질의 의료라고 정의하였다. 주로 의사의 의학적인 기술을 제공하는 능력에 관심을 둔다. 둘째, 의료이용자 중심의 정의이다. 환자의 요구나 기대, 가치 등에 따라 의료의 질을 판단하는 경우이며 환자가 느끼는 서비스에 대한 만족도나 이용의 가능성에 관심을 둔다. 셋째, 사회적 정의이다. 전체 인구가 가지게 되는 편익의 규모를 집단적으로 파악하는 입장이며 보다 많은 사람들에게 편익이 돌아가는 경우를 양질의 의료라고 정의하였다.

의료의 질을 평가하기 위해서는 의료의 질에 대한 다차원적인 개념을 포함하는 평가 잣대가 필요하며 이를 위해서는 구체적으로 의료의 질을 구성하는 요소를 규정하는 것이 선행되어야 한다. 의료의 질 구성 요소에 대해서 Meyer(1969)는 접근성(accessibility), 포괄성(comprehensiveness), 지속성(continuity), 효율성(efficiency) 등을 들었으며, Vuori(1982)는 효과(effectiveness), 효율성, 적합성(adequacy), 기술적 수준(technical quality)를 제시하였다. 각 구성 요소의 개념은 다음과 같다.

① 접근성

재정적, 지리적, 사회문화적인 이유로 대상자들에게 필요한 보건의료서비스를 제공하는데 있어서 장애를 받아서는 안된다는 의미이다. 이러한 접근성은 환자들의 의료이용행태에 영향을 주게되므로 환자가 의료를 필요로 할 때 쉽게 이용할 수 있어야 한다는 의미이다.

② 포괄성

예방, 치료, 재활 및 건강증진 등 다양한 서비스가 조정되어 포함되어야 한다는 의미이다.

③ 지속성

지속성은 의료서비스가 시간적, 지리적, 서비스의 종류, 대인적 측면에서 지속적으로 제공되는 정도를 의미한다. 시간적 지속성의 경우 연령의 변화, 질병의 경과 등에 따라 적절한 의료서비스를 꾸준히 제공하는 의미를 지니며 지리적 지속성의 경우 지리적 위치에 관계없이 지속적으로 의료진과의 관계를 유지하는 것을 의미한다. 대인적 지속성은 의사와 환자 간의 친밀감과 유대관계의 지속을 의미한다.

④ 효율성

보건의료의 목적을 달성하는데 투입되는 자원의 양을 최소화하거나 일정한 자원의 투입으로 최대의 목적을 달성할 수 있어야 한다. 이는 불필요한 입원이나 과잉진료를 제거하고 조기진단과 치료를 강조하여 최소의 비용으로 최대의 효과를 나타낼 수 있어야 함을 말한다. 효율성을 각 측면에 따라 개념화하기도 한다. 첫째, 임상적 효율성(clinical efficiency)이다. 유해하거나 효과가 없거나 덜 효과적인 처방이나 처치를 줄이는 것으로 합리적인 진료 지침 등을 진료활동에 사용함으로써 임상적 효율성을 향상시킬 수 있다. 둘째, 관리적 효율성(managerial efficiency)이다. 의료서비스를 제공하는데 필요한 재화를 보다 효율적으로 생산하는 것으로서 병원의 병상 점유율을 높이거나 간호사에게 다른 보건인력들이 대신 할 수 있는 업무부담을 줄여주어 간호 본연의 업무만을 할 수 있도록 제도화하는 등의 방법을 통해 병원 관리의 효율성을 높일 수 있다. 셋째, 분배적 효율성(distributional efficiency)이다. 자원을 어떻게 효율적으로 배분하느냐 하는 문제로 필요가 있는 대상층에게 적절한 자원을 배분함으로써 장기적으로 불필요한 비용을 낮추면서 효과를 증대시킬 수 있다.

⑤ 효과성

서비스를 통하여 목적한 바의 건강 향상이 실제 이루어진 정도를 의미한다.

⑥ 적합성

제공되는 의료서비스가 대상 인구의 필요정도에 어느 정도 부합되어 제공되는 가를 의미한다.

⑦ 기술적 수준

환자를 진료할 때 사용가능한 의학 지식과 기술을 타당하고 적절하게 사용하는 것을 의미한다.

Donabedian(1980)은 의료의 질을 과학적/기술적 부문(Technical domain), 대인관계 부문(Interpersonal domain), 쾌적함(Amenity)의 세 가지 부문으로 구분하고 몇 가지의 속성(attributes)으로 의료의 질을 정의하였다.

① 효능(efficacy)

보건의료의 과학과 기술을 가장 바람직한 환경 하에서 사용하였을 때 건강을 향상시키는 능력을 말하며 외부 환경의 영향은 제외한다.

② 효과(effectiveness)

효능과는 대조적으로 의료서비스를 제공하는 일상적인 환경에서 성취할 수 있는 건강수준의 향상을 말한다.

③ 효율(effeciency)

특정 건강수준을 획득하는데 사용하는 비용을 측정하는 것이다. 만약 특정 의료서비스가 동일한 효능과 효과를 보였을 때 비용이 적게 든 서비스가 보다 효율적이라고 평가하게 된다.

④ 적정성(optimality)

비용에 대한 상대적인 의료의 효과 또는 편익을 말한다.

⑤ 수용성(acceptibility)

의료의 효과에 대한 환자와 환자 가족의 기대를 말하며, 접근성, 환자-의료 제공자와의 관계, 쾌적한 환경, 의료 효과에 대한 환자 선호도, 의료 비용에 대한 환자 선호도의 5가지 속성이 포함되어 있다.

⑥ 합법성(legitimacy)

사회적 선호도(윤리적 원칙, 가치, 법, 규제)와 개인의 수용성의 일치 정도를 말한다.

⑦ 형평성(equity)

의료자원의 분포와 의료의 편익이 인구 집단 구성원에게 얼마나 공평하게 제공되는 가를 말한다.

2) 의료의 질 관리 접근방법

Donabedian(1980)은 의료의 질 평가를 위한 접근법을 투입요소를 평가하는 구조(Structure), 전환과정을 평가하는 과정(Process), 산출물을 평가하는 결과(Outcome)으로 구조화하였다.

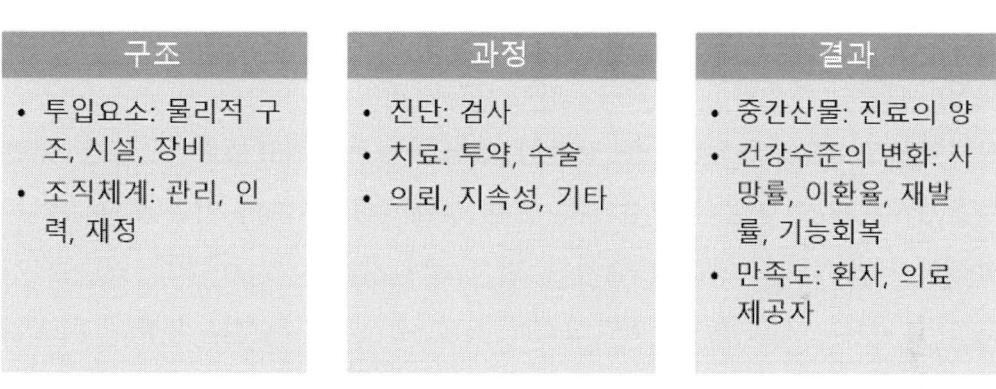

〔그림 Ⅴ-7〕 Donabedian의 구조-과정-결과 모델의 세부 항목

가) 구조

의료제공자가 가지고 있는 안정적인 특성을 뜻하며, 의료서비스가 제공되는 시설, 작업 여건, 환경, 자원, 소요 자원(인적, 물적, 재정적)등이 구조에 포함된다. 질 평가에 있어 비교적 측정 및 계량화가 용이하고, 질 향상 사업의 목표를 구체화할 수 있다는 장점이 있다. 양질의 의료서비스 제공을 위한 전제 조건의 하나이지만, 구조적 측면이 갖추어져 있다고 해서 반드시 질적으로 우수한 서비스가 제공되는 것은 아니다. 예를 들면,

의료 인력 1인당 환자 수, 수술실 내 모니터링 장비의 설치 여부, 병원 내 질 평가 및 질 향상 활동 등이 이에 해당하며, 구조적 측면에 대한 질 평가는 질 평가 중에서 가장 '무딘 도구'이다.

나) 과정

의료제공자와 이용자 간 또는 이들 내부에서 일어나는 행위에 관한 것으로 의료의 질 평가에 있어 주된 관심 영역이다. 과정에는 적절한 약품의 사용 여부와 같은 기술적인측면에서부터 환자들과의 친밀한 관계 형성 등 인간관계의 문제까지 포함된다. 구조 평가에 비해서는 의료서비스의 질과 직접적인 관련이 있으며, 결과에 비해서는 적시에 측정이 가능하고, 민감하며, 구체적이어서 과정 평가를 통하여 나타난 결과를 진료 행위의 교정에 바로 적용이 가능하다. 또한 결과 평가에 비하여 비용과 시간이 상대적으로 적게 소요된다는 장점이 있다. 그러나 의료행위 중 많은 부분들은 아직 그 유용성이 입증되지 못한 상태이며, 평가의 기준을 명확하게 설정하기가 어렵고 과정과 결과가 반드시 일치하지 않을 수도 있다는 제한점이 있다. 예를 들면, 병력청취/이학적 검사의 완전성, 항생제 처방의 적절성, 제왕절개술의 적절성 등이 해당된다.

다) 결과

선행되는 의료 행위로 인한 의료이용자의 현재 또는 미래의 지식, 태도, 건강 상태, 만족도 등의 변화를 의미한다. 결과에는 신체적인 것뿐만 아니라 심리적, 사회적인 요소까지도 포함된다. 최근에는 의료의 질적 수준 평가와 향상에 있어 구조보다는 과정 또는 결과 측면의 접근법이나 이 둘을 종합한 접근법을 이용하는 경향이 있다. 결과 측면의 접근법은 의료행위의 궁극적인 목적과 직접 관련이 있고, 환자에게 시행된 모든 진료행위의 영향을 포괄적으로 반영하므로 소비자들이 쉽게 의미를 이해할 수 있는 장점이 있다. 그러나 의료행위 외에도 다른 요소들(질병의 중증도, 환자의 심리적 특성, 개인의 행태, 사회경제적인 상태 등)들이 결과에 영향을 미칠 수 있기 때문에 의료서비스 이용으로 인한 효과를 판단하기 곤란하다. 또한 측정하고자 하는 결과에 따라서는 측정에 많은 비용과 오랜 시간이 소요되기도 한다. 환자만족도, 임종이 가까운 환자의 고통 경감, 관상동맥우회술 후 사망률이 이에 해당한다.

3) 의료의 질 개선을 위한 제도적 접근

가) 구조

(1) 면허(licensure) 또는 자격부여(certification) 제도

면허 또는 자격 인정 제도는 의료제공자 개인을 대상으로 한 구조적인 접근법이다. 면허 또는 자격 인정제도는 정부 또는 전문가 단체가 사전에 설정한 일정한 능력을 개인이 갖추었음을 증명함으로써 특정한 직업 또는 업무에 종사할 수 있도록 허가를 하여 주는 것이다. 의료이용자를 보호할 목적으로 마련된 제도이기 때문에 흔히 최소한의 자격 표준을 설정하여 운영하도록 되어 있다. 의료기관이 자체적으로 신임위원회(credentials committee)를 설치하여 의료인의 자격을 심사하고, 그 결과에 따라 신규 임용, 환자에 대한 진료 권한(clinical privilege) 부여, 재임용 여부 등을 결정하기도 한다.

(2) 의료기관 신임제도(hospital accreditation)

의료기관 신임제도는 구조, 과정 등 다양한 평가항목들에 대한 기준을

미리 설정하여 각 의료기관들이 이를 충족하고 있는지 여부를 조사하는 방법이다. 의료기관 신임제도는 미국에서 비롯되었으며, 1917년 미국의 외과학회(American College of Surgeon)에서 병원 표준화 프로그램을 시행한 것이 그 시초가 되었다. 현재는 병원신임조직(The Joint Commission)이라는 제3자 민간기구에 의해 의료기관 평가가 정기적으로 수행되고 있다. 이 조직은 의료의 질과 관련된 여러 단체들이 공동으로 참여하여 운영하고 있으나 각 이해주체의 이해관계로부터 독립적이고 전문적으로 운영해가는 것을 목표로 하고 있다. 신임 프로그램을 운영하는 주체는 정부에서부터 민간기관에 이르기까지 다양하고 신임평가방식과 내용도 국가별로 차이를 보이는 등 의료체계 특성이나 여건에 따라 다르게 운영되고 있다.

(3) 의료인 연수교육(continuing medical education)

의학 지식 및 기술의 급속한 발전을 습득하도록 하기 위하여 국가마다 의료인 연수 교육 프로그램을 운영하고 있다.

나) 과정

(1) 이용도 조사(utilization review)

진료비 청구명세서 또는 의무기록을 이용하여 특정한 의료서비스가 의학적으로 필수적인 것인지와 적절한 수준, 강도, 비용으로 제공되었는지를 검토하는 것이다. 이러한 프로그램을 통하여 불필요한 수술을 피하고, 의사의 진료 행태에 변화를 유도하며, 통원 수술을 유도함으로써 비용 절감 효과를 기대할 수 있다.

환자의 입원 및 재원에 대한 이용도 조사는 시행 시점에 따라 입원전 검토(preadmission review, prospective review), 재원 중 검토(concurrent review), 퇴원 후 검토(retrospective review)로 구분한다. 이용도 조사는 일반적으로 비의사 요원이 사전에 설정된 명시적 기준(explicit criteria)을 이용하여 시행하는 사례 선별 과정과 전문가가 묵시적 기준(implicit criteria)을 이용하여 시행하는 정밀 검토의 단계를 거치는 제 2 의견 프로그램(second opinion program)으로 구분된다.

(2) 임상진료지침(clinical practice guideline) 개발 및 보급

임상진료지침은 1980년대 중반 이후 새로운 의학 기술이 매우 빠르게 도입되고, 환자 진료에 있어서 상당한 변이가 나타나고 있으며, 의료비 증가로 인한 재정적 압력이 증가함에 따라 요구가 증가하고 있다. 임상진료지침은 '특정한 임상적 상황에서 제공되는 보건의료 서비스에 대한 의료진 및 환자의 적절한 의사 결정에 도움을 주기 위하여 체계적으로 개발한 진술'이라고 정의하는데 '지침'이라는 용어에 대한 의료전문가 집단의 심리적인 거부감을 피하기 위하여 진료 파라메터(practice parameter), 진료 프로토콜(practice protocol) 또는 선호 진료 양상(preferred practice pattern)이라는 용어를 사용하기도 한다.

질병별 또는 의료서비스별로 시행기준과 과정에 대한 원칙과 세부 실행 내용을 표준화하여 지침을 개발하고 진료행위가 설정된 지침에 따라 수행되었는지를 검토하는 프로그램이다. 과학적이고 합리적인 지침을 개발하는 것이 어렵지만 일단 개발된 지침을 적용하여 의료의 질을 평가하는 과정은 객관적이고 비교적 용이하기 때문에 외국에서는 다양한 임상진료지침이 개발되어 활동되고 있다. 또한 임상 전문가 단체에서 자율적으로 진료지침을 개발, 보급하고 현장에서 활용하도록 체계가 갖춰지면 임상 의사들의 수용도가 높아지기 때문에 진료지침 적용효과가 높아 각국 정부에서는 예산을 지원하여 임상진료지침의 개발과 보급을 권장하고 있다.

(3) 동료심사(peer review)

일반적인 의미에서 의료전문인들이 진료 내용을 상호 검토함으로써 의료의 질적 수준을 보증하는 프로그램을 통칭한다. 대개의 경우 묵시적 기준(implicit criteria)을 이용하여 진료의 질을 평가하는데 동료 검토 프로그램이 존재한다는 것 자체만으로도 질 향상 효과를 기대할 수 있다. 동료 검토 결과는 신임위원회에서도 이용한다.

다) 결과

의료의 질 관리의 최종적인 목표는 진료 결과의 개선에 있기 때문에 이를 개선하기 위한 프로그램이다. 결과에 대한 접근은 전통적으로 이환율, 사망률, 합병증 등의 지표를 산출하여 의료소비자에게 제공하고 의료소비자가 의료기관 선택 시 정보로 활용하도록 하는 것이다. 미국의 경우 Medicare 환자의 환례 구성(case-mix)을 보정한 병원별 사망률 발표하였으며, 일부 주에서 시행되고 있는 환자의 중증도를 보정(risk adjustment)한 특정 수술의 병원별 또는 의사별 사망률 발표한다. 방법론적인 측면에서 고려하여야 할 사항이 많지만 앞으로 의료제공자의 진료 결과를 비교하려는 시도들이 계속 확산되어 갈 것으로 예상된다.

4) 우리나라 질 관리 정책의 현황

우리나라에서 의료의 질에 대한 체계적인 활동은 1981년부터 실시된 대한병원협회의 병원표준화심사제도에서 출발하였다고 할 수 있다. 그러나 질 관리에 대한 개념이 국내에 본격적으로 도입된 것은 1990년대 중반이라고 할 수 있으며 2000년 건강보험심사평가원이 설립된 이래 시작된 적정성 평가와 2004년부터 의료법에 의해 수행되고 있는 의료기관 평가제도

▶ V. 서비스 제공

라고 할 수 있다. 현재는 다양한 질 관리 정책이 적용되고 있다.

가) 의료기관인증평가제도

2004년부터 의료법에 의해 300병상 이상 병원에 대하여 한국보건산업진흥원과 대한병원협회가 주관이 되어 의료기관평가제도를 실시하였다. 의료기관평가제도는 시설이나 인력 등 구조적인 측면의 질 평가에 한정되었고, 평가결과가 의료기관의 서열화를 초래하게 됨에 따라 의료기관의 반발이 있었으며, 300병상 이하 병원은 평가에서 제외됨에 따른 문제가 발생하였다. 이에 따라 의료기관의 자율신청 및 인증을 골자로 하는 의료법 제58조가 개정(2010년 7월)되면서 2011년 1월부터 의료기관인증제가 실시되었다. 의료기관평가인증원은 2012년 국제의료질인증기구인 ISQua(International Society for Quality in Health Care)로부터 인증조사방법에 대하여 인증을 받았다.

인증 대상병원은 의무 인정과 자율 인정의 두 가지로 나누어지는데 먼저 강제 인정은 후술하는 특수 병원의 자격(certification)을 얻기 위한 조건으로 의료기관 인증을 요구하는 경우로써 다음과 같은 5가지 경우가 있다.

① 상급종합병원으로 지정받고자 하는 의료기관(의료법 제3조의4, 상급종합병원의 지정 및 평가에 관한 규칙 제2조)
② 전문병원으로 지정받고자 하는 병원급 의료기관(의료법 제3조의5, 전문병원의 지정 및 평가 등에 관한 규칙 제2조)
③ 수련병원으로 지정받고자 하는 병원급 의료기관(전공의의 수련환경 개선 및 지위 향상을 위한 법률 제13조 및 동법 시행령 제4조)
④ 연구중심병원으로 지정받고자 하는 병원급 의료기관(보건의료기술진흥법 제15조 및 동법 시행규칙 제12조)

⑤ 외국인환자 유치 의료기관으로 지정받고자 하는 병원급 의료기관은 인증(의료 해외진출 및 외국인환자 유치 지원에 관한 법률 제14조, 보건복지부 고시 제2017-4호)

요양병원과 정신병원은 병원의 자격과는 무관하게 의료서비스의 특성 및 권익 보호 등을 고려하여 2013년부터 의무적으로 인증신청을 하도록 의료법(의료법 제58조의4제2항)에 명시되어 있다. 자격을 취득하거나 요양 및 정신병원이 아닌 일반 병원은 자율적인 신청에 따른 자율 인증으로 하고 있다.

모든 의료기관에 적용 가능하도록 개발된 인증기준은 의료기관의 핵심 영역인 환자 안전과 의료의 질에 대한 부분을 중심으로 의료기관의 시설이나 구조보다는 진료 과정을 중요시하여 지속적인 개선활동에 기여할 수 있도록 하였다.

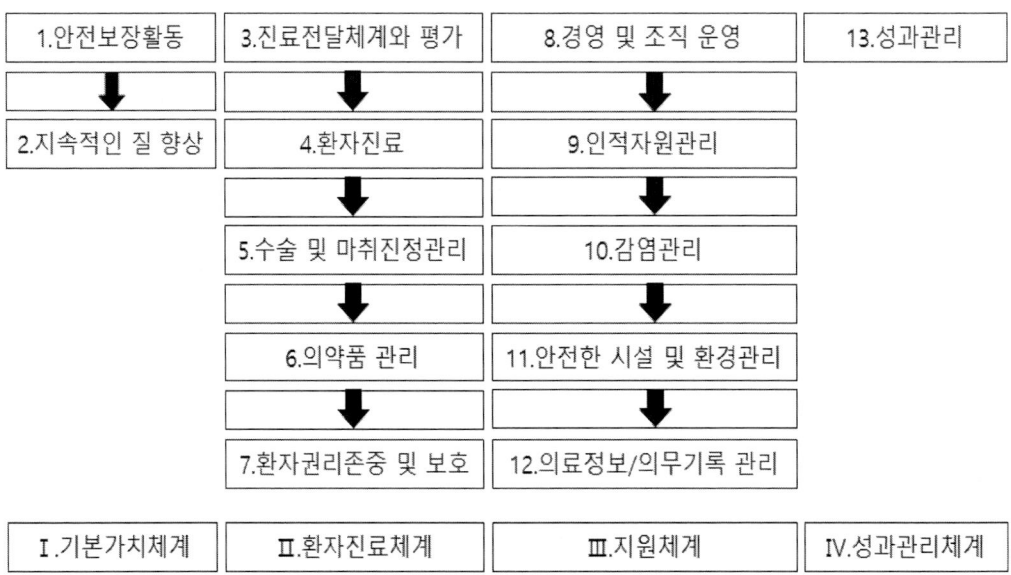

〔그림 V-8〕 우리나라 의료기관 인증기준

전담 조사위원에 의한 평가와 추적조사 방식이 사용하여 평가의 실효성과 타당성을 높이고 있다. 인증을 위한 조사가 끝나면 인증등급결정위원회에서 인증기준의 충족여부를 평가하여 인증등급을 결정하는데 인증, 조건부인증, 불인증의 세 가지로 나누어진다.

나) 요양급여 적정성 평가

요양급여비용에 대한 심사는 심사기준과의 부합여부만을 판단하기 때문에 의료의 질과 비용의 적정성을 보장하기 위한 급여 적정성에 대한 평가가 필요하다는 사회적 요구가 증가하였다. 이에 따라 2000년 7월부터 건강보험심사평가원이 요양급여 적정성평가를 시작하였다. 요양급여 적정성 평가의 목적은 평가결과를 의료제공자에게 통보하여 국민에게 질 높은 의료서비스가 제공되도록 자율적인 질 향상 및 진료행태 개선을 유도하고 국민에게 공개하여 의료선택권을 보장하는 등 다양한 활용을 통해 의료서비스의 질 향상과 비용부담의 적정화를 도모하는데 있다고 밝히고 있다.

2020년 기준 수혈, 우울증 외래 평가를 포함하여 35항목에 대하여 적정성 평가를 실시하고 있다.

〈표 Ⅴ-5〉요양급여 적정성 평가항목, 2020년

분야(35항목수)		세부 항목(55개)	
1	환자중심(1)	• 환자경험	
2	급성질환(5)	• 관상동맥우회술 • 폐렴 • 경피적관상동맥중재술	• 급성기뇌졸중 • 급성심근경색증
3	만성질환(4)	• 고혈압 • 천식	• 당뇨병 • 만성폐쇄성폐질환
4	암 질환(5)	• 대장암 • 폐암 • 간암 진료결과	• 유방암 • 위암
5	감염질환(1)	• 결핵	
6	정신건강영역(3)	• 의료급여정신과 • 우울증 외래	• 정신건강 입원영역
7	진료행위 및 약제(10)	• 항생제처방률 • 처방건당 약품목수 • 수술의 예방적 항생제 사용(18개 수술) • 마취 • 진료량(4개 수술)	• 주사제처방률 • 투약일당 약품비 • 혈액투석 • 치과 근관치료 • 수혈
8	기관단위(6)	• 요양병원·중환자실 • 신생아중환자실 • 위험도표준화재입원비	• 병원표준화사망비 • 중소병원

다) 임상진료지침 개발 및 보급

2006년부터 보건복지부의 재정지원으로 의학전문학회들의 협의체인 대한의학회에서 임상진료지침 개발 및 보급사업을 시작하였으며 최근에는 전공의 수련과정과 연계를 도모하는 등 진료지침 개발 및 보급에 대한 관심과 활동이 더욱 활발해지고 있다.

라) 환자안전법 제정과 환자안전 사고 보고 체계 운영

환자안전은 양질의 의료에 대한 사회적 기대의 증가와 비례하여 의료의 질 관리 영역에서의 핵심 요소로서 관심사이었다. 2016년 7월부터 환자안전법이 시행되었는데 이 법은 그간 의료기관이 자율적으로 추진해오던 환자관리 활동을 국가가 정책적으로 견인하면서 국내에서도 환자관리 정책에 중요한 전환점이 되었다. 환자안전법에서는 환자안전에 대한 국가적 책무와 더불어 환자안전지표를 마련하도록 명시하였다. 또한 의료기관은 환자안전사고 발생 시 의료기관 내에서 자율보고, 관리하도록 하는 '환자안전사고·보고 학습시스템' 운영을 의무화하였다. 이와 더불어 환자안전을 위한 환자안전과리에 대한 교육을 이수한 전담인력을 두도록 의무화하면서 2017년 10월부터 입원환자 안전관리료 수가를 신설하여 운영하고 있다.

마) 의료의 질과 건강보험 수가 연계

(1) 가감지급

요양급여 적정성 평가 결과를 토대로 경제적 인센티브 또는 디스인센티브를 적용함으로써 요양기관으로 하여금 의료의 질 향상을 유도하여 국민이 보다 비용 효과적이고 안전한 의료서비스를 제공받도록 하는 것을 목적으로 하는 제도이다. 「요양급여의 적정성평가 및 요양급여비용의 가감지급 기준」에 따라 2007년부터 가감지급 시범사업을 실시하여 현재 급성기 뇌졸중, 수술의 예방적 항생제 사용, 혈액투석, 외래 약제를 대상으로 실시하고 있다. 가감지급은 질이 우수한 기관과 질이 향상된 기관에 대해서는 가산을 질이 낮은 기관에는 감산을 실시하며 평가 대상의 요양급여비용에 가감산율을 적용한다. 급성기 뇌졸중을 예로 들면, 종합병원급 이상에 대해서 적정성 평가 종합점수가 상위 20%인 우수 기관에 대해서는 급성기 뇌졸중 요양급여 비용의 1%, 전 차수 대비 종합점수가 10점 이상 향상된 기관에 대해서는 0.5%를 가산으로 지급한다. 그러나 종합점수가 55점 미만인 기관에 대해서는 1%를 감산한다.

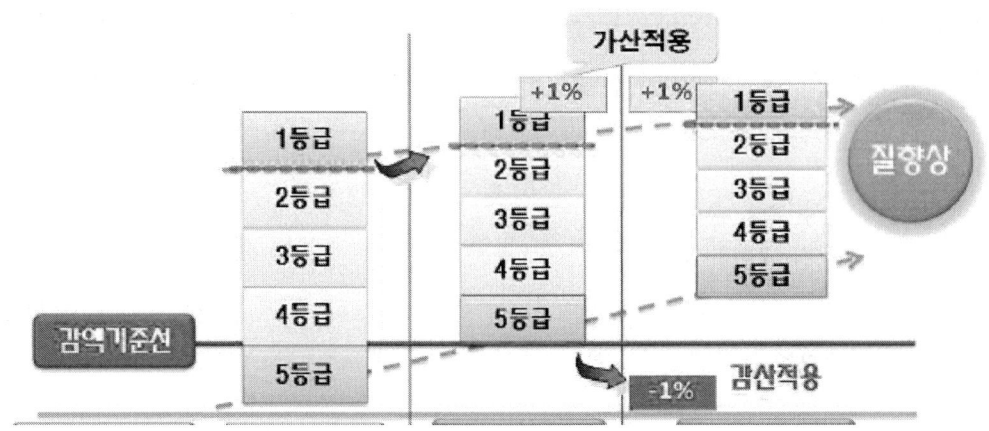

〔그림 Ⅴ-9〕 가감지급사업 모형

(2) 의료질평가지원금

병원급 이상 의료기관에서 선택진료의사로부터 진료를 받는 경우 건강보험수가 이외의 추가 비용을 환자가 전액 부담하는 비급여 제도를 2000년 9월에 도입하였다. 그러나 상급종합병원 환자의 대다수가 선택진료를 이용하고 있어 실제 '선택' 진료가 이루어진다고 보기 어려우며, 선택진료의 자격 요건인 의사의 경력이 적절한 의료의 질을 담보한다는 객관적 근거가 미흡하였다. 이에 따라 의라의 자격 요건이 아닌 질이 우수한 의료기관에 차별화된 인센티브를 지급하기 위하여 2015년 9월 의료질평가지원금 제도가 도입되었다.

의료질평가지원금 수가를 지급하기 위하여 환자안전, 의료질, 공공성, 전달체계 및 지원활동, 교육수련, 연구개발 6개 영역에 대하여 평가지표를 선정하고 가중치를 적용하여 평가를 실시한다. 예를 들면, 환자안전 영역에서는 의료기관 인증 여부, 입원환자 당 의사 수, 입원환자 당 간호사 수 및 경력간호사 비율, 수술의 예방적 항생제 사용, 항생제처방률, 주사제처방률, 감염관리체계운영, 결핵 초기검사 실시율, 중환자실, 신생아 중환자실, 음압공조 격리병상 설치 여부, 의약품 중복처방 예방률, 환자안전관리체계 운영, 환자안전학습보고체계 운영 여부의 지표를 적용하고 있다. 평가점수에 따라 등급을 구분하여 등급별로 차등수가를 입원료(입원), 진찰료(외래)에 추가 산정한다.

(3) 만성질환관리에 대한 가산지급

만성질환관리에 대한 가산지급 사업은 고혈압, 당뇨병 발병 초기부터 동네의원 중심의 지속적이고 포괄적인 관리를 통해 환자의 건강상태를 개선시키고, 대형병원에 쏠린 만성질환자를 동네의원으로 유도하여 대형병원 과밀화 해소 등 의료전달체계의 효율화 등을 도모하기 위해 도입한 의원급 만성질환관리제도의 일환이다. 2012년 7월 가산지급 사업이 시작되었으며, 가산지급 규모는 요양급여 적정성 평가결과를 활용하여 만성질환관리 및 건강결과 향상을 위한 의료기관의 노력을 측정하는 방식으로 정해진다.

Ⅵ. 헬스케어시스템의 도전과 과제

1. 재정의 지속가능성

가. 국민의료비 및 비급여 현황

국민의료비는 보건의료서비스와 재화의 소비를 위하여 국민 전체가 1년 간 지출한 총액을 의미한다. 국민의료비를 재원 유형(어떤 재원으로부터 돈이 나오는지)에 따라 분류할 경우 정부·의무가입제도에 따른 재원과 민간의료비로 구분할 수 있다.

정부의무가입제도는 정부(중앙·지방), 의무가입(건강보험, 산재보험, 장기요양보험, 자동차책임보험)에 의해 지출된 보건의료비를 의미하며, 민간의료비는 임의가입(민영보험, 비영리단체, 기업), 가계직접부담(법정본인부담, 비급여본인부담)에 지출된 보건의료비이다.

여기서 공공재원은 정부·의무가입제도에 해당된다. 민간재원은 의료비에 있어 국민 개인이 사적으로 부담하는 비용을 의미한다. 공공재원의 비중이 낮고 민간재원의 비중이 높을수록 의료비로 인한 개인 및 가계부담이 높다고 볼 수 있다.

2019년 현재 국민의료비는 154조원(잠정치)에 이른다. GDP 기준 8.0%로 OEDC 평균 8.8%에 근접한 수준이다. 국민의료비는 1970년 약 780억원에 불과하던 것에 비하면 국민의료비는 그동안 매우 비약적으로 증가하였다. 1970년 연평균 34.2%의 증가율을 보이던 의료비는 1980년대 18.2%, 1990

년대 13.3%, 2000년대 11.9%로 증가폭이 둔화되었으며, 2010년대 (2010~2018년)에는 연평균 7.8%로 한 자릿수를 기록하였다.

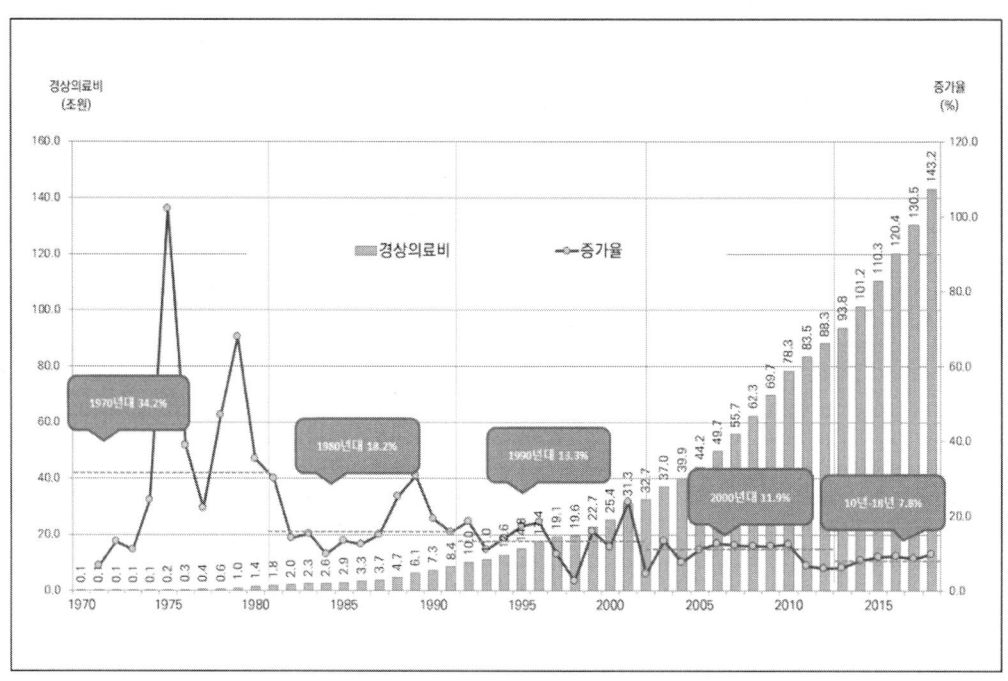

[그림 Ⅵ-1] 국민의료비 규모와 추이

자료: 보건복지부(2020)

2018년 기준 국민의료비 구성에 있어 공공재원은 59.9%, 가계부담 영역인 민간재원 비중은 40.1% 이다. 공공재원인 정부·의무가입제도는 의무가입(건강)보험 49.8%와 정부 10.1%로 구성되며, 민간재원은 가계직접부담 32.5%와 민간의료보험(임의가입건강보험) 등을 포함한 임의가입제도 7.6%로 구성된다.

국민의료비에서 차지하는 정부·의무가입제도(공공재원)의 비중은 1970년대 초만 해도 10%에 미치지 못하였으나 계속되는 보장인구의 증가와 급여의 확대로 2018년에는 59.9%에 이르게 되었다.

▶ Ⅵ. 헬스케어시스템의 도전과 과제

구 분	규 모	비 중
정부·의무가입제도	85.8 조원	59.9%
정부	14.5 조원	10.1%
의무가입(건강)보험	71.3 조원	49.8%
민간재원	57.4 조원	40.1%
임의가입제도	10.8 조원	7.6%
임의가입건강보험	9.2 조원	6.4%
비영리단체	1.4 조원	1.0%
기업	0.2 조원	0.2%
가계직접부담	46.5 조원	32.5%
합계 (경상의료비)	143.2 조원	100.0%

[그림 Ⅵ-2] 국민의료비 재원 비중(2018년 기준)

자료: 보건복지부(2020)

그러나, 공공재원 비중 59.9%는 OECD 국가 평균에 훨씬 못 미치는 수준이다. 2008년 이래로 현재까지 우리나라 국민의료비 중 공공재원 비중은 큰 변화 없이 답보 상태이다. OECD 국가 평균이 70% 초반대임을 감안하면 상당한 격차가 있다. 이러한 격차는 결국 국민의료비 중 가계부담이 크다는 것을 의미한다. 공공재원 투입 영역인 의료보장이 의료비 경감에 있어 매우 제한적인 역할을 하고 있다고 볼 수 있다.

<표 Ⅵ-1> 국민의료비 중 정부·의무가입제도 비중 추이

(단위: %)

구분	2008	2009	2010	2011	2012	2013	2014	2015	2016	2017	2018
한국	59.0	60.9	60.9	60.0	59.1	59.1	58.9	59.9	59.0	59.4	59.9
OECD 평균	72.6	73.5	73.3	73.2	72.7	72.6	73.4	73.5	73.5	73.5	73.8

자료: OECD Health Statistics

제외국의 경우도 마찬가지이나 우리나라 국민의료비는 GDP 증가율을 항상 상회하는 수준에서 증가하였으며 GDP 대비 지출 규모도 1980년 3.5% 수준에서 2018년에는 8.1%로 2.3배 증가하였다. 같은 기간 OECD 평균은 6.1%에서 8.8%로 1.4배 증가한 것과 대비 된다. 우리나라는 2030년에 GDP 대비 9.7%까지 보건의료비 지출이 증가할 것으로 내다보고 있다. 재정의 지속가능성 측면에서 볼 때 국가경제가 감당할 만한 수준에서 보건의료의 지출 증가를 관리해야 하며, 특히 보건의료비 지출에 있어 의료비의 가계부담이 높은 비중을 차지한다는 측면을 고려해야 한다.

나. 국민의료비 관리방안

국민의료비 중 민간재원 비중이 높은 우리나라의 특성을 고려하면 국민의료비 관리는 가계부담 완화에 일차적 목적을 두어야 한다. 주요국가의 정책방향이 보편적 건강보장을 강화하는 추세이고 급여 확대뿐만 아니라 비급여 관리를 포함 한 재정적 위험에 대한 보호(financial risk protection)를 핵심지표로 제시 하고 있다(WHO·World Bank Group, 2014).

공적보험의 운영관점에서 볼 때 의료비의 사적부담 증가는 건강보험 운영 효율성을 저해한다. 공적보험 운영을 위해 국민들에게 보험료의 기여 책임을 강제하고 있으나 가계부담 완화 효과는 여전히 제한적이고 오히려 가중되는 추세로, 공적보험에 대한 국민들의 신뢰성을 담보하기 어렵게 된다. 실제로 건강보험의 대체수단으로 민간의료보험에 대한 의존성이 커지는 가운데 보험시장 팽창도 간과하기 어려운 실정이다.

건강보험의 가장 큰 위협은 국민들이 호소하는 과중한 의료비 부담 문제에 있다. 국민들의 기여 대비 보장성 개선은 미진한 가운데 건강보험은 초과수입 상태를 유지하고 있고 적립금 규모도 역대 최고치 이다. 의료비 완화 효과로 직결되지 않는 현재의 재정운영 및 급여확대 대책은 재검토될 필요가 있고, 가계부담의 주된 원인으로 지적되고 있는 비급여 부문을 관리 영역으로 포괄할 수 있는 제도적 장치가 마련되어야 한다.

따라서, 국민의료비 관리 측면에서 볼 때 두 가지 측면을 먼저 고려해야 한다.

첫째, 건강보험 급여비용 관리 방식이 개선되어야 한다. 건강보험에 진입하는 의료행위수의 증가 등으로 건강보험의 심사물량도 지속적으로 증가하여 2000년에는 진료건수가 4억건 정도였으나 2019년에는 15억건으로 약 3.7배 증가하였다.

의료행위 수(치료재료, 약제 제외)는 1977년 의료보험 도입 이후 현재까지 비약적으로 증가하였다. 2021년 기준 8,189개로 의료보험 도입 당시 763개였던 것에 비해 약 11배 이상 증가하였다. 특히, 검사행위는 약 17.1배(107개→1,833개), 처치 및 수술행위는 4.5배(590개→ 2,704개)증가하였다.

이와 같이 증가하는 행위나 심사물량을 고려했을 때 지금과 같은 건별 심사는 관리운영의 효율성 측면에서 재론의 여지가 있으며 요양급여의 적정성 담보에도 한계가 있는 관리방식이다. 행위 변동(항목수, 가격, 진료량)과 연동된 전체 진료비 총액을 관리하는 방법론 개발 등 관리방식의 변화가 수반되어야 한다. 특히, 우리나라의 행위별 심사체계는 요양급여 비용의 거시적 효율성을 담보하는 기전으로는 적합하지 않다는 지적도 제기된다.

진료비 총액관리는 보험자와 의료기관간의 계약을 통해 매년 예상진료비를 설정하고 실제 진료비가 이를 초과할 경우에는 다음 년도 계약에서 진료비 초과분을 삭감하는 방식을 적용할 수 있다. 공급자(의료계)에게는 보험자와 계약한 진료비 총액 범위 안에서 이를 효율적으로 관리할 수 있는 권한을 부여하며, 의료행위의 적정성 판단을 공급자 자율에 맡기는 방법도 고려할 수 있다.

급여비용의 증가는 수요 측면의 요인도 크게 영향을 미치나 노인 인구 증가 등 자연증가분은 사실상 통제하기 어려운 요소이다. 물론, 의료쇼핑 등 의료기관 이용자들의 과도한 의료 이용을 제한하도록 하는 방법도 중요하며 의료이용에 있어 비용인식을 갖게 하는 것도 필요하다. 다만, 수요자의 의료이용 행태는 공급자의 진료행태와 밀접하게 연관되어 있으며 공급이 수요를 창출하는 보건의료 부문의 특수한 성격을 먼저 고려해야 한다. 수요측면 보다는 공급 부문 관리에 초점을 둘 필요가 있다. 행위별 수가제 하에서는 공급자들의 비용인식을 제고하는데 한계가 있으므로 총액계약 등 진료비 보상제도의 근본적인 변화가 뒷받침되어야 한다.

둘째, 가계의 사적부담과 직결된 비급여 부문을 공보험(건강보험)의 관리 영역으로 포괄해야 한다. 의료비로 인한 가계 부담을 완화하기 위해서는 기존과 같이 비급여의 급여전환을 지속적으로 전개하는 것도 중요하나, 무엇보다 비급여 시장의 지나친 확대를 통제하는 정책대안도 고안되어야 한다.

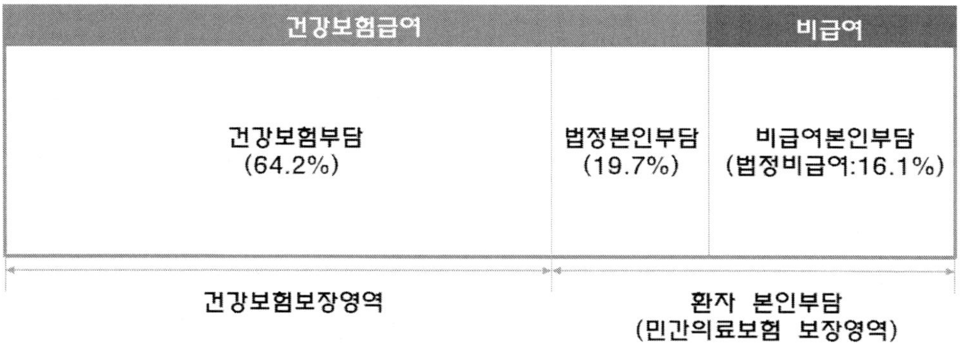

건강보험급여		비급여
건강보험부담 (64.2%)	법정본인부담 (19.7%)	비급여본인부담 (법정비급여:16.1%)
건강보험보장영역	환자 본인부담 (민간의료보험 보장영역)	

주: ( )는 2019년 기준 금액 비중

[그림 Ⅵ-3] 의료비의 구성

비급여 관리를 위해서는 비급여 행위의 성격과 유형을 먼저 파악하는 것이 우선이다. 비급여를 법정비급여와 임의비급여로 구분했을 때, 법정비급여는 법령에는 그 기준이 명시되어 있고 목록 고시를 통해 유형분류가 가능하나 임의비급여는 행위 유형 파악조차도 쉽지 않다는 것이 문제이다.

임의비급여 중 상당부분이 급여기준이나 허가사항 초과와 결부된 것으로 판단되어 개선의 여지는 있는 것으로 판단된다. 새로운 적응중에 따른 근거창출이 필요한 경우라면 일정기간 근거축적 후 급여권에 진입하는 경로를 만들 필요가 있다. 현재 적용되고 있는 선별급여 방식을 활용하는 것도 문제 해결에 도움이 될 수 있을 것이다.

단, 급여권 진입경로와 함께 비급여 퇴출기전도 병행되어 작동되어야 한다. 비 비급여 행위 퇴출이 있어야 안전성이 담보되지 않은 의료기술 등의 무분별한 시장 진입을 차단할 수 있다[9].

비급여 행위 퇴출 및 목록정리는 법정비급여를 시작으로 단계적으로 접근 가능하다. 법정비급여 중 사용실적이 없거나 미실시 행위 항목에 대해서는 목록정리를 시행하고 임의비급여를 포함한 주기적인 평가(안전성, 유효성 평가)를 단행할 필요가 있다.

임의비급여를 포함한 비급여 일체에 대한 현황 파악이 전제되어야 하는데, 선별급여 등 급여권 전환을 전제로 의료기관이 비급여 현황을 제공하는 것이 필요하며 별도의 유인책도 마련되어야 한다. 건강보험 수가 계

---

[9] 미국의 경우 행위분류 체계인 CPT의 카테고리 I 은 급여행위를 의미하며, 카테고리 II 는 성과측정을 위해 선택적으로 사용되는 코드로서 단독으로는 사용 못하고 카테고리 I 코드와 결합해 사용. 카테고리 III 는 신의료기술을 보고하고 치료방법을 반영하기 위한 임시 코드로 근거 창출이 필요한 데이터 수집이 목적임. 여기서 카테고리 III 에 등재된 의료행위는 5년이 경과될 때까지 카테고리 I 인 급여권으로 진입하지 못할 경우, 그 기한이 연장되지 못하고 재사용되지 못함. 즉, 근거 창출에 실패할 경우 의료행위로 간주되지 않으며 사실상의 '항목삭제'를 의미하는 것으로 의료행위의 퇴출기전이 작동 함.

약 과정에서 인센티브 제공 등 보상수준과 연계하는 방안도 고려할 수 있다.

또한, 의료행위에 대한 재평가 제도를 시행해야 한다. 의료기술의 생애주기에 따라 안전성 및 유효성 등에 대한 가치는 달라질 수 있다. 이미 등재되어 있는 건강보험 행위에 대한 정기적인 재평가를 시행하고, 비용 대비 편익이 크지 않거나 안전성, 유효성에 문제가 있는 경우에는 급여를 제한해야 한다.

이와 같이 급여와 비급여 전체를 포괄하는 범위에서 재평가 제도를 시행한다면 퇴출되는 급여 행위에 대응 되는 새로운 행위의 급여 진입을 촉진할 수 있는 장점도 있다. 한편으로는 비급여 퇴출을 통해 의료기술의 무분별한 시장 진입을 제어하는 효과도 기대할 수 있다. 불필요한 비급여 사용이 제한됨으로써 의료비의 가계부담을 완화할 수 있는 효과를 볼 수 있다.

다. 재원 조달의 개편 방향

재정의 지속가능성 담보를 위해서는 의료보장을 위한 재원조달 방식도 변화되어야 할 필요가 있다. 향후 건강보험 재정전망과 관련해 매년 보험료율 3.2%인상과 2022년까지 건강보험 보장률 70%를 전제로 할 경우 2022년에는 건강보험 지출이 91.0조원, 2027년에는 132.7조원이 될 것으로 예상된다.

현행 건강보험 보장률 유지를 가정할 경우와 비교했을 때에는 2017~2022년에는 30.8조원이 2023~2027년에는 52.5조원의 추가지출이 발생할 것으로 내다보고 있다. 이런 추세라면 건강보험 재정의 누적 적립금은 2026년에 고갈될 것으로 예상되며 흑자 유지를 전제로 할 경우 건강보험료율 인상률은 2026년 4.90%, 2027년 3.79%까지 높일 필요가 있다고 보고 된다. 이러한 경우 건강보험료율은 2026년에 8.16%가 되어 법정 상한선 8.0%를 초과하게 된다(국회예산정책처, 2017).

<표 Ⅵ-2> 건강보험 지출 추계: 2017~2027년

(단위: 조원)

구분	2017	2018	2019	2020	2021	2022	2023	2024	2025	2026	2027
보장성 강화	57.5	63.8	71.1	77.1	83.8	91.0	98.1	105.8	114.1	123.0	132.7
현행보장률 유지	57.0	60.1	66.0	71.1	76.7	82.7	89.1	96.1	103.7	111.8	120.5
건강보험 추가지출		2017~2022년 추가재정 소계: 30.8					2023~2027년 추가재정 소계: 52.5				

자료: 국회예산정책처(2017)

이와 같은 건강보험 추가지출 요인을 고려했을 때 현재와 같은 보험료 수입 기반의 재원조달 방식을 유지하는 것은 재정적 지속가능성 측면에서 한계가 있으며 재원확보 방식의 변화가 요구된다는 지적도 제기된다. 특히, 향후 6~7년안에 보험료의 법정 상한선이 초과될 것으로 예상되나 지금과 같이 가입자 부담만 강제하는 보험료 수입 위주의 재원조달 방식이 과연 타당하며 지속가능한 것인지 의문이 제기되기도 한다.

저출산·고령화와 생산인구 감소, 노동시장의 이중구조와 임시직 등 비정형적 고용증가, 가계소득 증가율의 감소추이 등을 감안할 때 임금기반 보험료 수입 확충에 한계가 있고, 보험료에 대한 지속적인 의존은 고용과 경제성장을 저해할 수 있다는 지적도 제기된다.

서구의 사회보험 선험국들은 전통적으로 건강보험료가 공적건강보험 재원의 근간이었으나, 국민의 건강권 보장과 근로자의 보험료 부담완화를 위해 정부의 책임을 강화하는 방향으로 정부지원이 증가하는 재원구조의 변화가 관찰된다.

독일은 2007년 '공적건강보험 경쟁력강화법'을 시행하고 국고지원을 확대하는 등 건강보험에 대한 국가의 책임과 역할을 강화하고 있고, 일본은 주로 소득수준이 낮고, 보험료 수입이 열악한 지역보험조합에 정부지원을 늘리고 있으며, 프랑스의 경우 정부지원으로 사회보장분담금과 목적세를 도입하였고 정부지원이 건강보험수입에서 차지하는 비중은 점차 증가하고 있다. 대만은 건강보험 예산의 최소 36% 이상을 매년 정부가 부담하도록 법으로 강제하는 조항을 신설하였다(손동국 등, 2019).

보건의료비 재원 조달에 있어 우리나라는 제외국에 비해 공공재원 비중이 상당히 낮은 수준이다. 저임금 근로자와 특수고용직 증가 등 고용시장의 변화 등을 감안할 때 임금기반 보험료 확충은 한계에 직면할 수 있어 정부의 일반재정을 중심으로 한 재원조달 수준을 한 층 강화할 필요가 있다.

건강보험의 국고지원 확대는 재원조달의 형평성 제고 측면에서 보다 바람직 하다. 중산층 이하의 계층은 세금 대비 보험료 부담이 높은 반면 고소득층은 적게 부담하는 문제를 가지고 있다. 가구 경상소득을 기준으로 10분위로 구분했을 때 소득이 낮은 1분위의 세금 대비 보험료 비율은 2.5배로 보험료 부담이 상대적으로 높고 반면에 10분위는 세금 대비 보험료 비율은 0.26로 보험료 부담이 상대적으로 낮다(신영석, 2019). 또한, 고용과 경제성장 측면에서도 보험료에 대한 지속적인 의존은 고용과 성장을 저해할 수 있다는 지적도 제기된다. 따라서, 세금을 통한 건강보험 재원조달과 정부 지원 강화를 통해 재원 부담의 형평성을 제고 하는 가운데 건강보험의 지속가능성을 담보하는 것이 필요해 보인다.

▶ Ⅵ. 헬스케어시스템의 도전과 과제

2. 보건의료 접근성

가. 보건의료 접근성 현황

일반적으로 보건의료는 다른 재화와는 달리 시장 원리에 따른 배분 방식을 따르지 않는다. 보건의료는 전문적인 영역이며 정보의 비대칭성 때문에 일반 시장과는 달리 소비자 주권이 성립되지 않은 영역이다. 이러한 이유로 소비자 보호라는 명분으로 정부가 개입하며 무엇보다 보건의료는 국민의 기본권 영역이라는 측면에서 정부 개입은 필수적이다.

따라서 보건의료는 시장 원리에 따른 균형 가격 형성과 이에 따른 자원 배분의 최적화를 기대하기 어려운 영역으로 수요자 편익을 대리하는 정부 개입하에 보건의료 자원을 배분하는 방식을 취하게 된다. 여기서는 보건의료 영역에서 성립되기 어려운 수요(demand) 접근이 아닌 인구집단의 필요(need)에 근거한 의사결정 방식을 채택하게 된다. 그러나 모든 필요를 충족하기 어려운 가용 자원의 한계성을 고려하여 실제로는 우선순위에 근거하여 자원 배분이 이루어진다.

보건의료의 접근성은 정부가 관장하는 의료보장을 통해 달성되며 보건의료에 대한 보편적인 요구(필요)를 충족하기 위해 도입된 사회정책의 일환이다. 우리나라의 경우 사업장 근로자를 대상으로 의료보험을 처음 도입한 이래로 농어촌 및 도시지역으로 대상 집단을 확대하여 현재는 전국민을 포괄하는 건강보험 제도를 운영하고 있다.

건강보험 적용 대상자 측면에서는 보편성을 확보하였으나, 제외국에 비해 상대적으로 낮은 보장성과 높은 가계부담으로 인해 보건의료서비스 접근에 제약을 받는 계층이 존재한다. 보건의료서비스가 필요함에도 불구하고 보건의료 자원 접근의 어려움, 비용 문제 등으로 인해 적시에 의료이용을 못하는 경우도 발생한다.

특히, 보건의료 접근성의 제약은 계층 및 인구집단간의 건강격차로 연계될 수 있다는 점에서 유의해야 한다. 보건의료의 접근성은 개인이 속한 지역사회의 특수성이 영향을 미칠 수 있다. 인력, 시설, 장비 등 보건의료 자원 분포는 지역별로 편차를 보이고 보건의료자원이 상대적으로 취약한 지역은 접근성이 저하될 수 있다. 또 다른 측면은 사회경제적 자본 형성은 지역별로 차이가 날 수 있고 개인에게도 영향을 주어 계층에 따라 보건의료 접근성이 차이가 날 수 있다.

건강상태는 소득 및 교육수준, 고용상태 등 사회경제적 요인들과 밀접하게 연관되는데 이러한 요인들이 보건의료 자원에 대한 접근성의 차이로 귀결되기 때문이다. 이는 개인 또는 인구집단간의 건강격차의 원인이 되어 전체적인 국민건강에 부정적인 영향을 미칠 수 있다.

보건의료자원의 지역간 분포(2020년 기준)를 보면 의료기관 설립 개수는 서울(24.0%), 경기(21.9%), 인천(4.7%)로 전체 의료기관 중 절반이 수도권에 밀집 되어 있으며, 강원(2.7%) 제주(1.3%)의 경우는 상대적으로 낮은 분포를 보인다. 대학병원과 같이 규모가 큰 상급종합병원은 전체 41개 중 13개(31.0%)가 서울에 집중되어 있다. 의사·치과의사·간호사·약사 등 보건의료 인력 및 주요 의료장비의 경우에도 지역 간 편차는 동일한 패턴을 보인다.

보건의료 인프라 측면에서 타 지역에 비해 우위에 있는 서울시의 경우에도 지역간의 보건의료자원은 격차가 발생한다. 개별 자치구의 인구 1만 명당 보건의료 자원은 의료기관(강남구 58.6개 vs 도봉구 15.0개), 의사수(강남구 125.8명 vs 중랑구 14.3명), 진단방사선·특수장비(중구 61.8개 vs 성북구 15.4개)와 같이 상당한 차이를 보인다. 또한, 보건의료 제공 체계에서 우리나라는 공공의료의 점유율이 상당히 낮으며, 이는 보건의료 접

▶ Ⅵ. 헬스케어시스템의 도전과 과제

근성에 제약을 초래하는 또 다른 요인이다. 특히, 저소득층 등 사회적 조건이 열악한 계층의 보건의료 접근성에 영향을 미칠 수 있다.

민간의료기관 중 상급종합병원(대학병원 등)의 취약계층 진료 비중은 건강보험 보험료 기준 1분위에 해당되는 저소득층의 경우 전체 환자 중 13.7%이며 의료급여환자는 5.2%에 불과하다(국립중앙의료원, 2020). 이러한 양상은 종합병원 및 병원의 경우에도 마찬가지이다.

공공의료의 취약성은 취약계층 뿐만 아니라 시민 전체의 보건의료 접근성에도 영향을 준다. 공중보건위기 상황인 코로나19 대응 과정에서도 재차 확인된 것처럼 공공병상 부족에 따른 치료지연 등의 문제를 초래하였다. 우리나라 공공의료기관 수는 절대적으로 부족하여 우리나라 병원급 이상 의료기관 중 공공의 비중은 5.7%로 OECD 국가 중 최하위이다. 공공의료 병상 수도 마찬가지로 최하위인 10.1%에 불과하다.

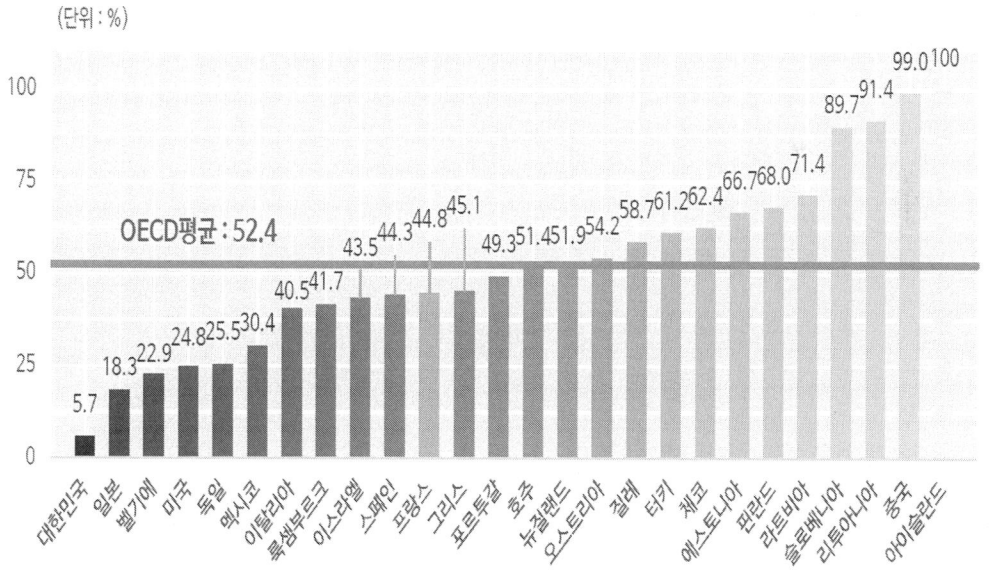

[그림 Ⅵ-4] OECD 국가 공공의료기관수 비중(2018년 기준)

자료: 국립중앙의료원(2020)

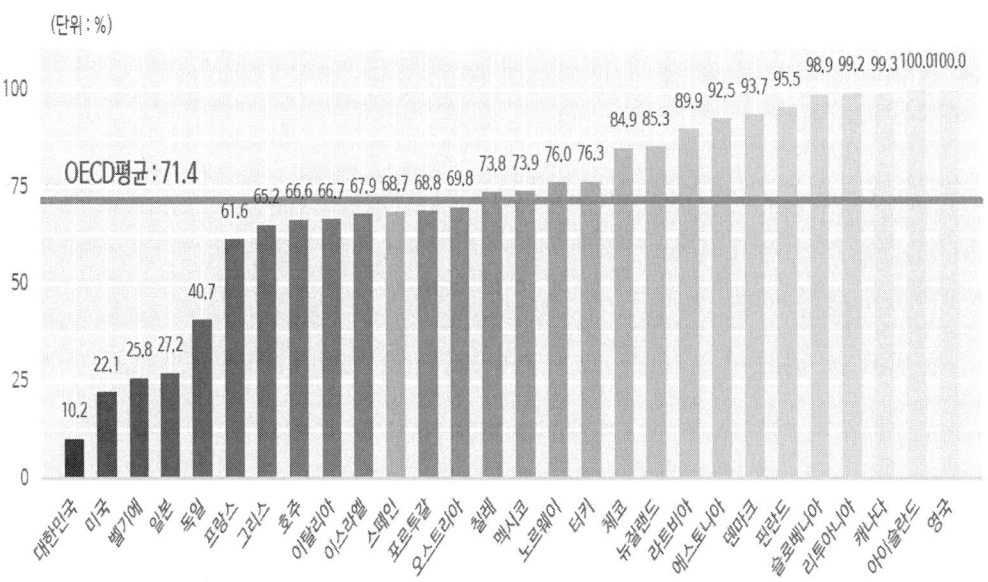

[그림 Ⅵ-5] OECD 국가 공공의료기관 병상수 비중(2018년 기준)

자료: 국립중앙의료원(2020)

보건의료 자원 외에도 보건의료 접근성에 영향을 주는 또 다른 요인은 비용에 대한 부담이다. 우리나라는 국민의료비 중 공공재원 보다는 민간재원 비중인 높은 국가로 분류되며 이는 보건의료비 지출에 있어 가계부담이 크다는 것을 의미한다.

전국민 건강보험이라는 의료보장체계를 운영하고 있음에도 불구하고 건강보험의 보장성(전체 의료비 중 건강보험에서 부담하는 금액)은 크게 개선되지 못하였다. 2000년 건강보험 통합 이래 현재까지 60% 초반대로 거의 답보 상태이다. 지난 5년간 추이만 보더라도 2015년 63.4% 수준이었으나 2019년 64.2%로 0.8% 증가에 그쳤다.

▶ Ⅵ. 헬스케어시스템의 도전과 과제

<표 Ⅵ-3> 건강보험 보장률

구분	2015년	2016년	2017년	2018년	2019년
건강보험 보장률(%)	63.4	62.6	62.7	63.8	64.2

자료: e-나라지표

현 정부의 보장성 강화 계획은 2022년까지 보장률 70%를 달성 가능한 목표로 설정하였으나 현재의 보장성 수준으로 보았을 때 낙관하기 어려운 수치이다. 비용부담에 따른 보건의료의 접근성 저하는 의료이용이 필요함에도 불구하고 비용 문제 등으로 이용을 못 하는 미충족 의료로 연계될 개연성이 높다.

한편, 의료보장의 사각지대 문제도 비중 있게 살펴보아야 한다. 건강보험과 의료급여를 통해 전체 인구집단을 통한 보장체계를 갖추었음에도 불고 하고 제도 운영의 불합리성으로 실제 혜택을 못 받는 계층이 존재한다. 건강보험 영역에서는 건강보험료 장기 체납에 따른 사각지대가 대표적이다. 생활 형평이 어려운 6개월이상 보험료를 체납하는 세대가 존재한다. 이와 같은 생계형 건강보험료 체납의 누적 규모('12~'15년 동안)는 무려 405만명(216만세대)에 이른다는 보고도 있다(시민건강증진연구소, 2017). 건강보험료 6회 이상 장기체납으로 급여제한에 적용되는 대상자 규모이다. 이들 장기체납자의 월 평균 체납액이 4만 7천원으로 5만원 미만의 생계형 체납이 대다수이며, 월 3만원이하의 보험료 체납도 50%를 차지하고 있다.

누적 체납 횟수도 평균 36.3회로 소액의 보험료 체납이 만성화되었음을 알 수 있다. 또한, 가족의 납부의무를 계승한 미성년자, 청년층 체납 규모도 4만 7천명에 이르며, 체납자 대부분이 잦은 자격 변동과 짧은 자격 유지기간을 보이고 있어 노동시장의 빈번한 진입, 이탈 등 불안정한 고용상태 등에 직면한 결과임을 알 수 있다.

문제는 장기체납의 경우 급여제한, 연체가산금 부과, 부당이득금 징수와 같은 징벌적 성격의 제재가 가해지는데 이러한 중복적 제재는 생계형 체납을 양산하는 또 다른 구조적 원인으로 주목되고 있다.

의료보장 영역에서 발생하는 또 다른 사각지대는 의료급여 영역에서 발생하는데 수급자격 부여 시 부양의무자 기준 적용(1촌의 직계혈족 및 배우자 포함)에 따른 문제이다. 현재, 국민기초생활보장제도 급여유형(생계·의료·주거·교육) 중 의료급여만 부양의무자 기준이 잔존하고 있다. 부양의무자 기준은 교육급여의 경우 2015년에 폐지되었으며, 주거급여는 2018년, 생계급여는 2022년까지 단계적으로 전면 폐지 계획이다. 의료급여만 부양의무자 기준이 유지되고 있으며 전면 폐지 계획이 제시되지 않고 있다. 현재 부양의무자 기준 적용에 따른 비수급계층은 2018년 기준 48만 가구(73만명)에 이르며, 이들 계층은 기존 비수급권자에 비해 사회경제적 조건이 보다 열악한 계층이기도 하다. 경상소득(시장소득+기초생활보장급여)은 타 수급자 대비 67.3~86.5% 수준이며 대부분이 1,2인 가구이거나 빈곤노인들이다(보건복지부, 2020).

국민기초생활보장 급여 유형 중 유독 의료급여에만 부양의무자 기준을 적용하는 것은 수급권 측면에서 형평성에 위배 되는 사항이다. 또한 건강보험 생계형 체납 세대는 사실상 의료급여 부양의무자 기준으로 인해 수급권을 인정받지 못한 세대이다. 이와 같이 제도 운영상의 불합리성으로 인해 저소득층을 중심으로 한 사각지대가 발생한다고 볼 수 있다.

나. 보건의료 접근성 개선 방향

보건의료는 필요도라는 측면에서 접근성을 개선하는 것이 중요하다. 필요도 접근이 시장형 수요접근과 근본적으로 다른 것은 의료의 사용량 설정에 의료 가격에 큰 역할을 할 수 없다는 점이다. 우리나라는 정부가 보장하는 사회보험에 의존하면서도 의료이용을 필요도 접근을 토대로 하지 않고 시장형 의료체계와 동일하게 시장에 의존하고 있다. 즉, 우리나라에서는 건강보험제도 하에서 본인부담제도라는 수단만으로 이용을 관리함에 따라 이용량의 관리가 불가능하다. 이것은 의료보장제도 아래에서는 가격 기능을 하는 메커니즘이 없기 때문이다. 사회보장 국가들은 정부나 보험자가 의료를 구매하는 방식이 되고 환자들은 구매자의 관리하에 이용자 기능만 한다. 그래서 우리나라보다 소득이 높은 서유럽 국가들의 의료이용량이 우리나라보다 적은 것이다. 결국 정부나 보험자의 구매자로서의 기능이 약하기 때문에 접근성에 불균형이 초래된다고 할 수 있다.

1) 단계별 의료체계 확립과 일차의료 강화

필요도에 근거하여 접근성을 향상시키기 위해서 우선적으로 단계별 의료체계에 대한 개선이 필요하다. 이 책의 5장에서 서비스 제공의 단계화와 지역화에 대하여 다루었다. 그러나 우리나라에서 현재 단계화 및 지역화와 관련된 제도나 체계가 미흡한 실정이다. 대부분의 유럽국가들이 채택하고 있는 것이 계층적 지역주의에 토대를 둔 환자의뢰체계이다(이규식, 2016). 이 모형은 환자는 병이 나면 먼저 자기 집 인근에 위치하고 있는 의원에서 진료를 받고 여기에서 치료가 어려우면 시설이나 장비가 잘 갖추어진 병원으로 이송되어 치료를 받고 여기서도 치료가 어려우면 보다 전문화된 병원으로 이송되어 순서에 따라 진료를 받도록 하는 체계이다. 계층적 지역주의에 따라 환자가 일차를 거쳐 이차, 삼차로 단계적인 의료이용을 하는 것을 환자의뢰체계라고 한다. 환자의뢰체계가 제대로 이루어지기 위해서는 일차 의사를 후송체계의 문지기(gatekeeper)로 하는 관행이 확립되어야 한다.

　의료체계를 필요도 기준으로 운영하여 접근성에 있어 불균형을 최소화하는 국가들은 대부분 문지기 제도를 유지하고 있다. 특히 국민의 의료보장을 정부 재정으로 운영하는 국가는 문지기 제도를 강제적으로 유지하고 있다. 그러나 사회보험을 실시하는 국가들은 1980년대까지는 문지기 제도를 강제로 시행하는 경우가 많았으나 1990년대 의료개혁이 일어나면서 환자들의 선택권을 넓히기 위하여 문지기 제도를 강제로 유지시키는 국가가 거의 없다. 그러나 대부분의 사회보험을 운영하는 국가의 국민들은 병원시스템에 기인하여 문지기 제도에 익숙하기 때문에 병이 나면 자연스럽게 일차 의사를 먼저 찾고 있다.

　단계별 의료체계가 정립되기 위해서는 일차 의료의 강화가 필수적이다. 미국이나 유럽은 병원시스템에 기인하여 일차 의료가 우리나라에 비하여 상대적으로 강할 수밖에 없었다. 미국의 병원시스템은 의사가 병원에 상주하는 것이 아니라 개업을 하여 병원 밖에 있는 개방형(open staff system)이기 때문에 환자가 병이 나면 의사를 먼저 찾아 진료를 받고 의사의 판단에 따라 입원이 필요하면 의사는 계약된 병원으로 환자를 이송시켜 진료하는 제도이다. 유럽의 경우 많은 병원이 외래는 없고 입원만 전담하기 때문에 병이 나면 어느 의사를 찾아야 할지 환자가 알 수 없는 경우가 대부분이다. 따라서 미국이나 유럽의 경우 병이 나면 먼저 동네 인근의 일차 의사를 찾고 이들의 진단에 따라 전문의를 찾아야 하기 때문에 자연스럽게 계층적 지역주의 모형이 성립된 것이다. 그러나 우리나라는 병원과 의원의 역할을 구분하지 않고 의원도 병상을 갖출 수 있으며 병원도 외래환자를 진료할 수 있다. 이러한 상황 하에서 일차 의료의 강화를 어떠한 방법으로 해야 하는지에 대해서는 다양한 의견이 있다. 우선적으로는 일차 의료의 정의와 범위를 확립하는 것이 필요하다. 단순히 환자를 처음 진료하는 것으로 일차 의료를 정의해서는 일차 의료가 기대하는 효과를 거두기 어려우며 건강증진이나 예방 기능과 더불어 서비스를 조정하는 기능을 수행하는 것이 우리나라 상황에서는 더욱 필요하다. 또한 일차 의사에 대한 임상 훈련의 강화와 함께 질 관리 프로그램이 필요하다. 마지막으로는 지불보상체계의 개선이 필요하다. 상대가치수가에서 행위료에 대한 적정한 보상이 필요하다. 현재의 우리나라 건강보험 수가의 상대가치를 보면 행위료는 상대가치가 낮고 검사료나 영상검사료는 상태가지가 높은데 이러한 수가구조에서는 일차 의료가 정립되기 어렵다. 또한 현재의 행위별수가에서 지불제도의 개혁도 함께 고려하여야 한다.

2) 접근성을 고려한 인프라 확충

현재 보건의료 인프라와 관련된 계획에서 미흡하게 고려되는 것이 지리적 접근성이다. 우리나라는 2000년에 제정된 보건의료기본법 제15조에서 보건의료발전계획을 매 5년 단위로 수립하도록 규정하고 있다. 또한 1995년 제정된 지역보건법 시행령 제5조에서는 매 4년 단위로 지역보건의료계획을 수립하도록 되어 있다. 이와 같은 의료계획 수립을 위해서 가장 먼저 핵야 할 일은 의료체계를 둘러싼 환경 변화에 대한 분석과 함께 의료체계가 어떠한 방향으로 전개되어야 할 것인가에 대한 방향 정립이다. 이와 더불어 인프라와 관련된 지리적 접근성을 보장하기 위해서는 이와 같은 계획들이 인구고령화, 상병구조의 변화, 의료기술의 발전을 예측하고 이에 적합한 의료기관들의 역할 정립에 대한 계획을 지역 단위로 수립하여야 한다.

이와 더불어 보건의료 인프라 측면에서 볼 때 공공의료기관 비중을 높이는 것이 필요하다. 우리나라 공공의료기반은 제외국에 비해 월등히 낮은 수준이며 이로 인한 보건의료 접근성 제약을 방치해서는 안 될 것이다. 민간의료기관 중심의 보건의료서비스 제공은 수익성에 근간을 둔 서비스 제공을 완전히 배제하기 어렵다. 지불 능력이 떨어지는 계층에게는 여전히 의료기관 이용에 장벽이 존재하며, 신종 감염병의 지속적인 출연 등 공중보건학적 위기와 국가 재난 상황에서 동원할 수 있는 공공의료 자원이 턱없이 부족하다는 것도 충분히 고려해야 한다.

민간의료기관은 정부 개입을 회피하며 자율성을 중시하는 경향이 있어 국가 보건의료계획이 효과적으로 작동하기 위해서는 적정 수준의 공공의료 기반은 마련되어야 한다.

3) 수요자 비용부담 개선

의료비용 부담에 따른 접근성 측면에서 볼 때 건강보험보장률은 70%이상 상향조정 될 필요가 있다. 이전 정부와 현 정부에서는 정책적으로 보장성 강화를 위한 다양한 수단을 제시하고 실행해오고 있으나 건강보험보장률이 좀처럼 향상되고 있지는 않다. 이와 같이 건강보험보장성 개선이 쉽지 않은 이유는 비급여 시장의 통제가 어려운 것에 기인한다. 안전성 및 유효성 측면에서 불필요한 비급여 행위는 의료행위로 인정하지 않는 등 시장에서 퇴출시키는 정책대안도 필요하다. 비급여는 의사와 환자 간의 신뢰 관계를 저하시키는 요인이기도 하는데 비급여는 공급자가 임의로 가격을 책정하는 반면 관련 비용의 타당한 근거나 치료 효과성은 불확실하다. 비용이나 의료의 질 측면에서 정부가 보장하는 건강보험 급여 중심으로 보건의료서비스가 제공될 수 있도록 공급자 행태 변화를 유도할 수 있는 필요한 조치들이 이행되어야 한다.

의료보장 사각지대와 관련해서는 의료급여에 적용되는 부양의무자 기준을 전면 폐지하고 비수급계층의 건강권을 보장해 주어야 한다. 비수급계층 문제가 해결된다면 건강보험 생계형 체납자의 발생도 차단할 수 있다.

3. 지역사회 기반의 서비스 제공

최근 보건의료분야에서 정책적으로 이슈가 되고 있는 과제는 지역사회 기반의 서비스 제공이다. 지역사회 기반의 서비스 제공이 대두된 배경에는 인구고령화 등에 따른 돌봄 필요 인구가 증가하면서 사회경제적으로 돌봄 부담이 증가하였다는데 있다.

통계청 장래인구추계 자료에 의하면 2018년 65세 이상 노인 인구비율이 14.3%로 이미 고령사회(aged society)로 진입하였으며, 2025년에는 고령자가 전체 인구의 20.0%를 차지하여 후기고령사회(post-aged society)가 될 것으로 예측하였다. 이와 같은 노인인구의 증가로 노인인구의 의료이용도 증가하고 있는데 과거 15년간 국내 65세 이상 노인인구의 의료이용 및 의료비는 지속적으로 증가하고 있다(2009년 노인진료비 125,442억원, 2016년 노인진료비 252,692억원, 2배 증가). 노인인구의 의료이용 증가(의료비 증가) 원인은 인구 고령화 및 질병구조 변화 등 사회적 변화 뿐만 아니라 공급자 측면의 유인수요 및 국내 지불보상체계, 수요자 측면의 소득 증가 및 평균 수명 증가에 따른 동반상병 증가 등을 이유로 들 수 있다. 그러나 노인의료의 증가가 모두 의료적 필요도에 의한 것이라고 볼 수 없으며 의료 외적인 이유로 입원하는 사회적 입원이 증가하고 있다. 국내 요양병원 입원 환자 분류 결과, 입원치료보다 요양시설이나 외래 진료가 필요한 것으로 판단된 '신체기능저하군'의 규모가 2014년 43,439명에서 2017년 63,311명으로 약 46.0%로 증가하였다. 이와 같은 통계는 현재 돌봄이 필요한 인구가 급격하게 증가하는 추세이며, 지역사회에서 필요한 서비스가 제공되지 않기 때문에 사회적 입원과 같은 문제는 나타나고 있으나 현재 지역사회에서는 이와 같은 수요를 충족시킬 수 있는 자원이 없다는 사실을 보여주고 있다. 이러한 문제인식을 바탕으로 정부에서는 지역사회 기반의 서비스를 제공할 수 있도록 큰 틀을 개선해보고자 커뮤니티케어 (지역사회통합돌봄) 정책을 추진하고 있다.

가. 커뮤니티케어의 배경

이론적인 측면에서 살펴보면 지역사회 기반의 커뮤니티케어가 새로운 개념은 아니며 다른 국가에서는 이미 관련된 논의를 바탕으로 사업을 진행하고 있다. 영국에서는 Caring for People이라는 의료개혁 백서에서 커뮤니티케어를 고령, 정신 질환, 정신적 장애나 신체적 혹은 감각 장애를 가진 사람들이 가능하면 자기의 집이나 지역사회 내의 가정과 같은 시설에서 독립적으로 살아갈 수 있도록 적절한 수준의 개입이나 서비스를 제공하는 것으로 정의하고 있다(이규식, 2019). 즉, 커뮤니티케어란 사람들이 최대한의 독립성을 달성할 수 있고, 자신의 삶을 스스로 관리할 수 있도록 적정수준의 개입이나 지원을 제공하는 것을 의미한다. 가정(지역사회)에서 독립적인 삶을 살아가기 위해서 사람들은 통상 social care(돌봄)와 health care(medical + nursing care)의 두 가지가 동시에 필요하다. 또한 독립적인 생활이라는 목표가 현실화되기 위해서는 다양한 기관이나 시설에서 제공되는 광범위한 서비스의 개발이 필수적이다. 이와 같은 서비스를 제공받는 곳으로는 자기 집이 가장 적합하며 보다 강도 높은 돌봄을 필요로 할 경우에는 간호양로원, 주거형 돌봄, 장기입원이 가능한 병원에 이르기까지 다양한 범위의 서비스가 존재한다. 현실적으로는 돌봄과 의료가 자기 집이나 지역사회 내의 가정과 같은 시설에서 제공되기 때문에 커뮤니티케어를 유럽이나 미국에서는 home-and community-based service라고 칭한다.

▶ **VI. 헬스케어시스템의 도전과 과제**

세계에서 고령화 속도가 가장 빠른 일본에서도 커뮤니티케어에 대한 논의를 바탕으로 서비스를 제공하고 있다. 일본은 고령화와 더불어 입원이용률이 세계에서 가장 높으며 만성질환에 시달리는 고령자들이 완치가 되지 않음에도 병원 입원이 많아 그만큼 의료비 부담이 늘어나고 있어 입원일수를 줄이기 위해서 의료와 사회서비스를 가정에서 제공받을 수 있는 커뮤니티케어의 필요성을 인식하게 되었다. 이러한 인식을 바탕으로 '지역포괄케어시스템'을 도입하였고 현재까지 '병원완결형' 의료체계를 '지역완결형' 의료체계로 전환하고자 노력하고 있다. 고령자는 중증의 돌봄이 필요한 상태가 되어도 자신이 살아온 지역에서 인생의 마지막까지 삶을 지속하기를 원하고 있으며 이런 요구에 부응하기 위하여 지역포괄케어시스템을 통하여 만성질환이 중증이 되어 요양이나 간호가 필요한 상태가 되어도 병원에 입원시키지 않고 생활이 익숙한 지역에서 인생의 최후까지 지낼 수 있도록 의료, 요양, 예방, 생활지원, 거주를 포괄적으로 제공한다. 일본의 지역포괄케어는 지역 기반(community based)과 통합적 케어(integrated care)를 축으로 하는 개념으로 특히 지역 기반이란 지역 특성에 맞는 시스템 구축을 강조하는 것으로 지자체의 역할을 중요시하고 있다.

나. 우리나라 커뮤니티케어 정책

보건복지부는 2018년 3월 12일 '커뮤니티케어 추진본부'를 구성하고 추진계획을 발표하였다. 보건복지부에서는 커뮤니티케어를 케어(care)가 필요한 주민들이 자기 집이나 그룹홈 등 지역사회(community)에 거주하면서 개개인의 욕구에 맞는 서비스를 누리고 지역사회와 함께 어울려 살아가며 자아실현과 활동을 할 수 있도록 하는 사회서비스 체계로 정의하였다. 커뮤니티케어에서의 케어는 돌봄 뿐만 아니라 보건의료서비스, 주거, 복지를 포괄하는 사회서비스의 개념으로 접근하였다(이건세, 2018).

핵심 추진과제로는 ① 돌봄, 복지 등 사회서비스 확충, ② 지역사회 중심 건강관리 체계 강화, ③ 돌봄이 필요한 사람의 지역사회 정착 지원, ④ 병원, 시설의 합리적 이용 유도, ⑤ 지역사회 커뮤니티케어 인프라 강화 및 책임성 제고를 제시하였다.

▶ Ⅵ. 헬스케어시스템의 도전과 과제

| 비전 | 지역사회의 힘으로, 돌봄이 필요한 사람도 자신이 살던 곳에서 어울려 살아갈 수 있는 나라 |

핵심 추진과제

① **돌봄, 복지 등 사회서비스 확충**
1. 장기요양 등 돌봄서비스의 보장성 강화 및 서비스 확충
2. 안전 관리 등 사회서비스 확충

② **지역사회 중심 건강관리 체계 강화**
1. 지역사회 중심 보건의료 서비스 강화
2. 재가 취약계층 건강권 보장

③ **돌봄이 필요한 사람의 지역사회 정착 지원**
1. 퇴원 후 재가복귀를 위한 경로 설정
2. 주거, 일자리, 소득지원 등 지역사회 정착여건 조성

④ **병원, 시설의 합리적 이용을 유도**
1. 합리적 서비스 공급 및 이용을 위한 기반 강화
2. 시설, 병원 등 평가체계 개선 추진

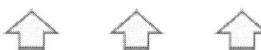

⑤ **지역사회 커뮤니티케어 인프라 강화 및 책임성 제고**
1. 지역사회 민관 협력체계 구축
2. 커뮤니티케어 주체로서 지자체 역할 강화
3. 읍면동 케어통합창구를 통한 서비스 안내·연계 기능수행

〔그림 Ⅵ-6〕 커뮤니티케어 추진 방향

자료: 보건복지부. 지역사회 중심 복지구현을 위한 커뮤니티케어 추진 방향. 2018. 6.

커뮤니티케어 제공에 있어서는 중앙정부에서 법적 및 제도적 기반을 구축하고 시군구에서는 민관을 연계하고, 읍면동에서는 서비스를 접수하고

통합안내를 실시하는 체계를 제시하였다.

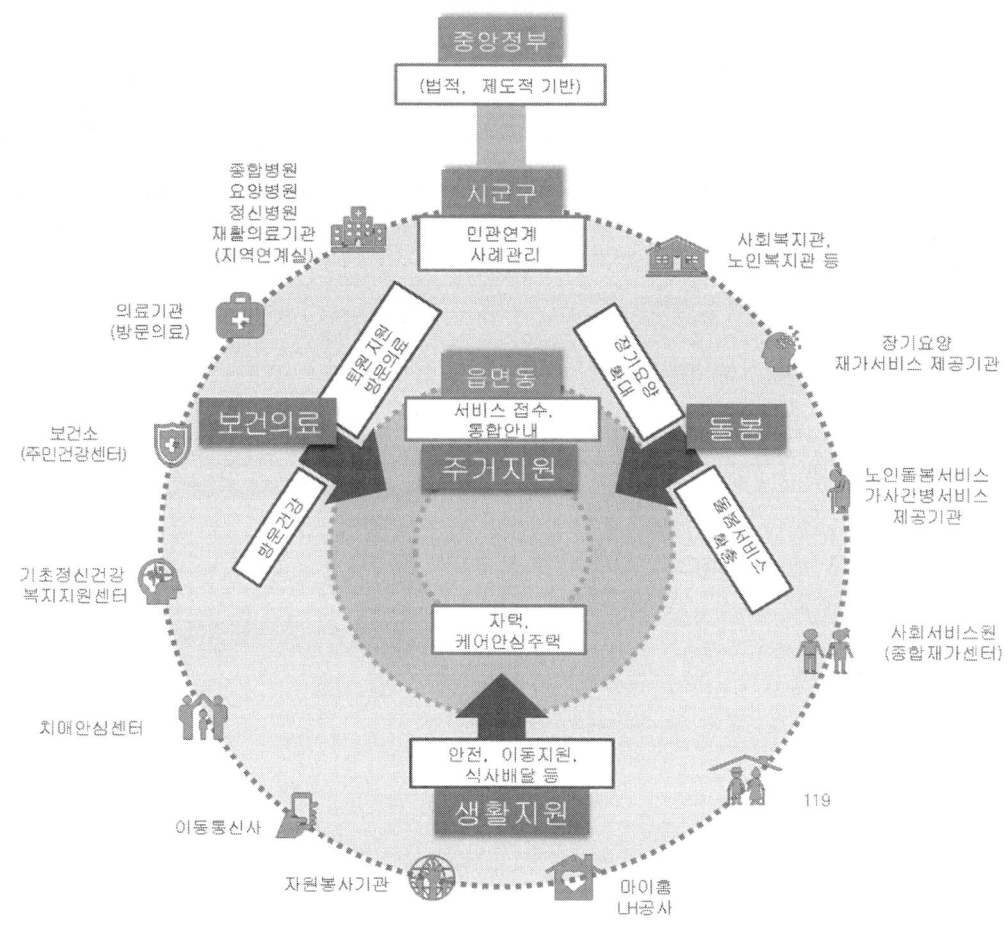

〔그림 Ⅵ-7〕 커뮤니티케어 제공 개요
자료: 보건복지부. 지역사회 통합 돌봄 기본계획(안). 2018. 11.

커뮤니티케어가 필요한 대상자에 대한 종합적인 안내 및 서비스 연계를 위해서 읍면동에 커뮤니티케어 통합 창구를 개설한다는 계획을 밝혔다.

▶ Ⅵ. 헬스케어시스템의 도전과 과제

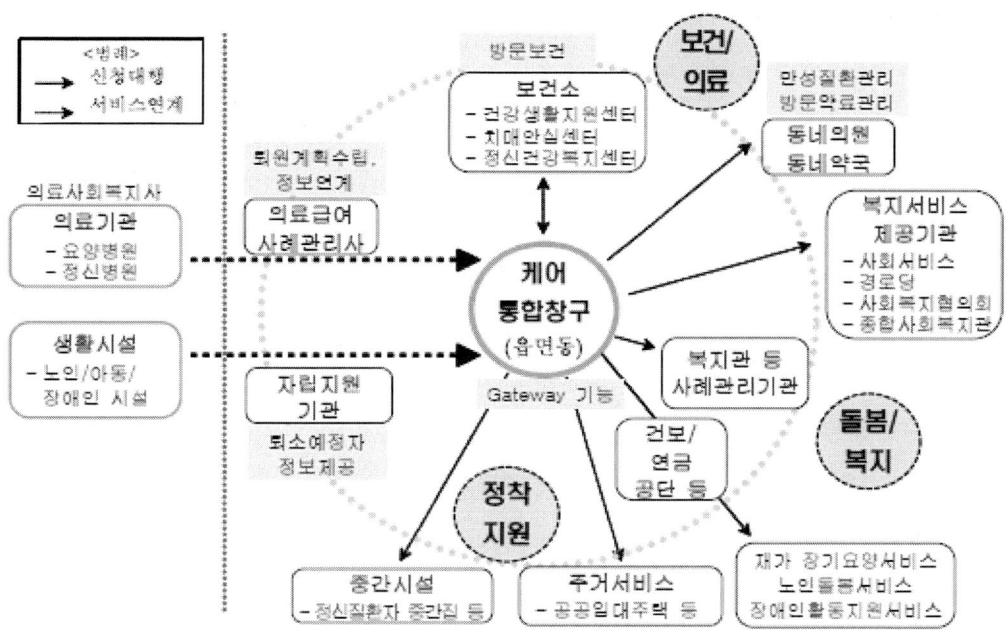

〔그림 Ⅵ-8〕 서비스 종합안내 기능 개념도

자료: 보건복지부. 지역사회 중심 복지구현을 위한 커뮤니티케어 추진 방향. 2018. 6.

커뮤니티케어를 제공할 수 있는 핵심 인프라와 국가 수준의 보편적 제공체계를 구축하기 위한 추진 계획은 2018년부터 초고령사회에 진입하는 2026년까지 3단계로 계획되었다. 1단계에서는 2018년부터 2022년까지 선도사업을 실시하고 핵심 인프라를 확충하며, 2023년부터 2025년까지의 2단계에서는 커뮤니티케어 제공기반을 구축하고, 2026년 이후의 3단계에서는 커뮤니티케어가 보편적으로 제공될 수 있도록 하겠다는 것이다.

1) 대상

커뮤니티케어는 노령 등의 사유로 케어가 필요한 상태이면서, 평소 살던 집이나 지역사회에서 살기를 희망하는 사람을 대상으로 일차적으로 실시하지만, 향후 장애인, 아동, 정신질환자 등으로 필요대상자를 구체화하고 단계적으로 확대할 예정이다.

예컨대, 입원 치료 후 평소 살던 집으로 돌아가기 위해 방문의료, 요양, 돌봄 등의 케어가 필요한 사람, 시설에 입소해 있으나 커뮤니티케어가 제공되면 지역사회에서 이웃과 어울려 살기를 희망하는 사람, 자택, 지역사회에 거주하고 있으나 일상생활의 어려움이 있어 계속 거주를 위해서는 케어가 필요한 사람을 대상으로 한다.

2) 보건의료 관련 주요 내용

커뮤니티케어의 주요 내용을 급성기 이후 가정, 재택으로 연결되는 흐름에 따라 소개하면 아래와 같다(이건세, 2018). 커뮤니티케어는 현재 진행형인 정책이므로 관련된 세부 내용은 지속적으로 변경될 수 있다. 또한 커뮤니티케어의 핵심은 커뮤니티이기 때문에 각 지역사회의 특성 및 환경과 여건에 따라 유연하게 설계되어야 한다.

가) 급성기

급성기 치료 이후 지역사회로 복귀하는 연결경로를 설정하여 서비스를 끊임없이 제공하고 불필요한 사회적 입원을 최소화할 계획이다. 병원에 '지역연계실'(사회복지팀, 사회복지사·의사·간호사 등)을 설치하여 퇴원 전 종합적인 환자평가-퇴원 계획을 수립할 예정이다. 의료법 개정을 추진하여 종합병원, 요양병원, 정신의료기관 및 재활의료기관 등 약 2천개 병원에 일정 병상 수를 기준으로 '지역연계실' 설치 또는 전담인력을 배치할 예정이다. 이를 위해 '방문의료 활성화 방안'과 연계하여 건강보험 수가 보상 체계와 운영·관리체계를 논의하고 있다.

재가 취약계층인 장애인을 대상으로는 지역내 의사가 중증장애인의 만성질환 및 장애관련 건강상태 등을 지속적 및 포괄적으로 관리하는 방안을 모색하여 추진한다. 또한 정신의료기관 및 요양시설등에서 퇴원하거나 퇴소한 경우 사례관리를 강화하고 보건-복지 통합서비스를 제공할 예정이다.

나) 요양병원

전문적 서비스 제공이 가능하도록 요양병원의 기능별 분화를 유도하고 중증 환자에 대해 질 높은 서비스가 제공되도록 수가를 개선할 계획이다. 요양병원에서 노인의 다양한 수요를 전문적으로 지원할수 있도록 회복·재활, 호스피스, 치매전문 등으로 기능 분화한다. 이러한 정책의 일환으로 환자분류체계는 의학적 입원 필요성에 따라 환자분류군을 개편하여, 의학적 입원 필요성이 반영되도록 개편하였다. 불필요한 장기 입원 방지를 위하여 입원료 체감제 강화 및 본인부담률을 개선하였다. 회복기 노인환자를 대상으로 집중재활을 지원하여 장애 최소화 및 조기 일상 복귀를 촉진하고 집으로 복귀한 이후에는 방문재활치료를 계속 지원할 예정이다.

다) 일차의료만성질환관리 및 방문의료

노인 등 만성질환 관리에 있어서 동네의원 의사가 노인 등 만성질환자를 지속 관리하고 지역사회 기반 케어서비스를 연계하여 지원할 예정이다. 중장기적으로 고혈압·당뇨 이외의 다른 만성질환으로 관리질환을 확대 추진할 예정이다. 빅데이터를 활용하여 건강 고위험자를 발굴하고 동네 의원·보건소·지역 보건의료단체 등으로 연계하여 만성질환 관리와 지원을 할 예정이다.

다음 중요한 것은 의사, 간호사 등이 노인 등의 집으로 찾아가는 방문의료를 본격화하는 것이다. 퇴원 시 종합적인 환자 평가, 방문치료·환자관리계획을 수립하고 방문의료 제공 및 타 의료기관으로의뢰·회송까지

지원한다는 계획이다. 물론 이를 위해 지역중심 제공체계, 건강보험 수가 보상 및 질관리방안이 필요하며 일부에 대해서는 현재 시범사업을 실시하고 있다. 또한 중증소아환자를 대상으로 상담관리 서비스, 의사 또는 간호사이 방문진료 및 간호서비스를 제공하며, 말기 환자를 대상으로 환자 가정에서 호스피스를 제공하는 가정형 호스피스를 확대 추진할 계획이다.

보건소의 맞춤형 건강관리 서비스를 확대 추진하고 방문건강관리 등 지역사회 거주를 위해 수요가 높은 서비스를 확충한다. 지역에서 의약단체, 간호인력, 건강생활지원센터, 건강보험공단 등을 활용한 지역사회 중심의 건강지원 강화방안 마련을 유도한다.

4. 의료와 장기요양 연계

지역사회 기반의 서비스 제공과 같은 우리나라 헬스케어시스템에 대한 새로운 이슈가 제기되면서 이제까지 복지 영역이라고 판단되었던 요양과 의료의 연계에 대해서도 다양한 논의가 진행되고 있다. 현재 요양서비스는 노인장기요양보험이라는 사회보험 하에서 제공되고 있으며, 의료서비스는 국민건강보험 하에서 제공되고 있다. 양대 사회보험의 연계 및 요양서비스와 의료서비스의 연계는 최근 제기되고 있는 지역사회 기반의 서비스 제공을 위해서도 중요한 이슈이며, 무엇보다도 가속화되고 있는 인구고령화와 이로 인한 사회적 부담, 노인의 삶의 질 측면에서 중요하게 다루어져야 할 과제이다. 그러나 현재까지는 보건의료체계에서 많은 논의가 있어오지는 않았다. 본 장에서는 헬스케어시스템 하에서의 새로운 도전 과제로 의료와 요양의 연계에 대해서 다루고자 한다.

▶ Ⅵ. 헬스케어시스템의 도전과 과제

가. 우리나라의 노인장기요양보험 개요

노인장기요양보험제도는 고령이나 노인성 질병 등으로 목욕이나 집안일 등 일상생활을 혼자서 수행하기 어려운 이들에게 신체활동·가사지원 등의 서비스를 제공하여 노후 생활의 안정과 그 가족의 부담을 덜어주기 위한 사회보험제도로 2008년 7월 1일부터 시행되었다. 노인장기요양보험은 보건복지부, 시군구, 국민건강보험공단이 관리 운영 주체가 된다.

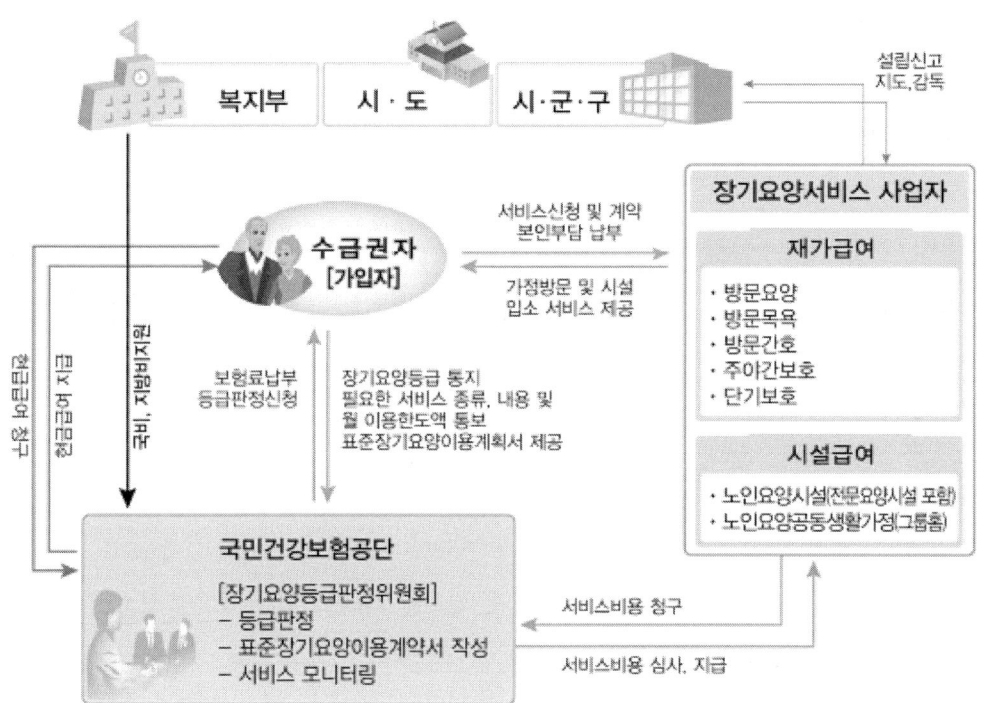

〔그림 Ⅵ-9〕노인장기요양보험 관리운영체계
자료: 보건복지부. 노인보건복지사업안내. 2021

1) 신청대상

건강보험과 달리 노인장기요양보험의 경우 장기요양보험의 서비스를 이용하기 위해서는 신청과 등급인정의 절차를 거쳐서 등급을 인정받아야 가능하다. 소득수준과 상관없이 노인장기요양보험 가입자(국민건강보험 가입자와 동일)와 그 피부양자, 의료급여수급권자로서 65세 이상 노인과 64세 미만 노인성 질병이 있는 자가 신청이 가능하다. 2011년부터는 65세가 되기 30일 전에 장기요양인정 신청이 가능하다.

2) 급여대상

65세 이상 노인 또는 치매, 중풍, 파킨슨병 등 노인성 질병으로 6개월 이상의 기간 동안 혼자서 일상생활을 수행하기 어려우신 분으로 장기요양등급 1~5등급 또는 인지지원등급이 급여 대상이 된다. 장기요양등급 1등급은 심신의 기능상태 장애로 일상생활에서 전적으로 다른 사람의 도움이 필요한 자로서 장기요양인정 점수가 95점 이상인 경우, 2등급은 심신의 기능상태 장애로 일상생활에서 상당 부분 다른 사람의 도움이 필요한 자로서 장기요양인정 점수가 75점 이상 95점 미만인 경우, 3등급은 심신의 기능상태 장애로 일상생활에서 부분적으로 다른 사람의 도움이 필요한 자로서 장기요양인정 점수가 60점 이상 75점 미만인 경우, 4등급은 심신의 기능상태 장애로 일상생활에서 일정 부분 다른 사람의 도움이 필요한 자로서 장기요양인정 점수가 51점 이상 60점 미만인 경우, 5등급은 치매환자로서(노인장기요양보험법 시행령 제2조에 따른 노인성 질병으로 한정) 장기요양인정 점수가 45점 이상 51점 미만인 경우이며, 인지지원등급은 치매환자로서(노인장기요양보험법 시행령 제2조에 따른 노인성 질병으로 한정) 장기요양인정 점수가 45점 미만인 경우이다.

인정 신청을 하게 되면 간호사, 사회복지사, 물리치료사 등으로 구성된 건강보험공단 소속 장기요양 직원이 직접 방문하여 장기요양인정 조사표에 따라 조사를 실시한다.

<표 Ⅵ-4> 장기요양인정조사 항목

영역	항목		
신체기능 (기본적 일상생활기능) (12항목)	· 옷 벗고 입기 · 세수하기 · 양치질하기 · 목욕하기	· 식사하기 · 체위변경하기 · 일어나 앉기 · 옮겨 앉기	· 방밖으로 나오기 · 화장실 사용하기 · 대변 조절하기 · 소변 조절하기
인지기능 (7항목)	· 단기 기억장애 · 날짜불인지 · 장소불인지 · 나이/생년월일 불인지	· 지시불인지 · 상황판단력 감퇴 · 의사소통/전달장애	
행동변화 (14항목)	· 망상 · 환각, 환청 · 슬픈상태, 울기도 함 · 불규칙수면, 주야혼돈 · 도움에 저항	· 서성거림, 안절부절못함 · 길을 잃음 · 폭언, 위협행동 · 밖으로 나가려함 · 물건 망가트리기	· 의미없거나 부적절한 행동 · 돈/물건 감추기 · 부적절한 옷입기 · 대소변불결행위
간호처치 (9항목)	· 기관지 절개관 간호 · 흡인 · 산소요법	· 욕창간호 · 경관 영양 · 암성통증간호	· 도뇨관리 · 장루간호 · 투석간호
재활 (10항목)	운동장애(4항목)		관절제한(6항목)
	· 우측상지 · 우측하지 · 좌측상지 · 좌측하지		· 어깨관절, 팔꿈치관절, 손목 및 수지관절, 고관절, 무릎관절, 발목관절

3) 급여내용

시설급여 : 장기요양기관에 장기간 입소하여 신체활동 지원 등 제공

재가급여 : 가정을 방문하여 신체활동, 가사활동, 목욕, 간호 등 제공, 주간보호센터 이용, 단기보호이용, 복지용구 구입 또는 대여

특별현금급여 : 섬·벽지지역 거주자 등에게 가족요양비 지급

4) 재원조달방식

장기요양보험료는 현재 건강보험료액의 11.52%이며, 노인장기요양보험 가입자는 국민건강보험 가입자와 동일하고 건강보험료와 통합하여 징수한다. 장기요양보험료율은 보건복지부장관 소속 장기요양위원회의 심의를

거쳐 대통령령으로 명시하도록 되어 있다.

  재원 중에서 장기요양보험료 예상수입액의 20% 상당은 국가가 부담하도록 되어 있는데 의료급여수급권자의 장기요양급여비용, 의사소견서발급비용, 방문간호지시서 발급 비용 중 공단이 부담하여야할 비용 및 관리운영비의 전액을 부담한다(국가, 지방자치단체).

  본인부담금률은 시설급여의 경우 20%(비급여 : 식재료비, 이미용료 등은 본인부담), 재가급여의 경우 15%이며, 의료급여수급권자 등 저소득층은 보험료 순위기준에 따라 40~60%가 경감되며, 국민기초생활수급권자에 따른 의료급여 수급자의 경우 본인부담금이 없다.

나. 의료-요양연계의 논의 배경

  인구고령화에 따라 요양병원이 급증하고 있다는 것은 3장에서 설명한 바와 같다. 그런데 2008년 7월 1일 노인장기요양보험이 도입되면서 요양병원과 요양시설의 기능 미정립에 대한 문제가 지속적으로 제기되고 있다. 요양병원 환자와 노인요양시설 입소자의 건강 및 기능상태를 평가한 실증연구(김홍수, 2014)에 의하면, 요양병원 환자와 노인요양시설 입소자의 인지기능, ADL(일상생활수행능력) 수준, 우울증상 모두 유사한 패턴을 보이고 있었다. 이러한 선행연구의 결과는 요양병원의 기능에 비추어서 상대적으로 의료필요도가 낮은 환자들이 입원하고 있음을, 노인요양시설에는 상대적으로 의료필요도가 높은 노인들이 입소하고 있음을 의미하는 것이다. 또한 요양병원과 노인요양시설의 설립 목적이 다름에도 불구하고 물리치료, 완화케어 프로그램, 배뇨훈련 프로그램의 실시율에서는 유의한 차이가 없었으나, 작업치료는 노인요양시설에서의 실시율이 다소 높았으며, 체위변경 프로그램은 요양병원에서 높았다고 보고하였다. 즉, 요양병원과 노인요양시설의 환자가 혼재되어 있으며, 요양병원과 노인요양시설의 서비스의 차별화가 부족한 결과, 선행연구(김동환, 송현종, 2013)에서는 노인요양시설과 요양병원 간에는 대체관계가 존재하며, 환자유치에 있어서는 경쟁관계가 존재한다고 보고하였다.

두 기관에 환자가 혼재되어 있어 요양병원에서 요양시설로, 요양시설에서 요양병원으로 환자가 이동하거나 노인장기요양보험에서 장기요양등급 인정을 받았음에도 불구하고 의료기관인 요양병원만 이용하는 현상이 발생하고 있다. 2012년 지급분을 기준으로 노인장기요양보험 인정자 중 113,459명(57.0%)은 요양시설만 이용하였으나, 67,039명(33.7%)은 요양병원만을 이용하였으며 요양시설에서 요양병원으로 이동한 환자는 4.5%, 요양병원에서 요양시설로 이동한 환자는 4.8%이었다(김진수 외, 2013). 또한 장기요양등급에 따라 양상이 다르게 나타났는데 1등급이나 2등급의 경우 약 60% 정도가 요양시설만 이용하였고, 요양병원만 이용한 경우는 약 30% 미만이었으나, 3등급의 경우 약 절반 가량이 요양시설만 이용한 반면, 요양병원만 이용한 경우가 41.1%에 달하였다. 장기요양등급 3등급 인정자의 경우 의료적 필요도가 높음을 알 수 있다.

<표 Ⅵ-5> 장기요양등급 인정자별 요양병원, 요양시설 이용

단위: 명, %

구분	1등급		2등급		3등급		계	
	이용자수	비중	이용자수	비중	이용자수	비중	이용자수	비중
요양시설만 이용	20,953	59.3	40,267	65.1	52,239	51.3	113,459	57.0
요양시설-> 요양병원	1,742	4.9	3,298	5.3	3,928	3.9	8,968	4.5
요양병원-> 요양시설	2,156	6.1	3,642	5.9	3,701	3.6	9,499	4.8
요양병원만 이용	10,472	29.7	14,649	23.7	41,918	41.2	67,039	33.7
계	35,323	100.0	61,856	100.0	101,786	100.0	198,965	100.0

주: 분석기준은 2012년말 지급 기준
자료: 김진수 외 (2013). 『요양병원과 요양시설의 역할정립 방안 연구-연계방안을 중심으로』, 서울: 한국보건사회연구원 재구성

최근에 수행된 연구(조경희 외, 2019)에서도 동일한 결과가 발표되었는데, 2018년 기준 장기요양등급 판정자 중 2018년에 사망자를 제외한 총 670,883명 중에서 102,791명(670,883명 중 15.3%)은 등급을 받고도 장기요양서비스를 이용하지 않았고, 이 중 50,740명(49.4%)은 요양병원 입원의료서비스만 이용하였다.

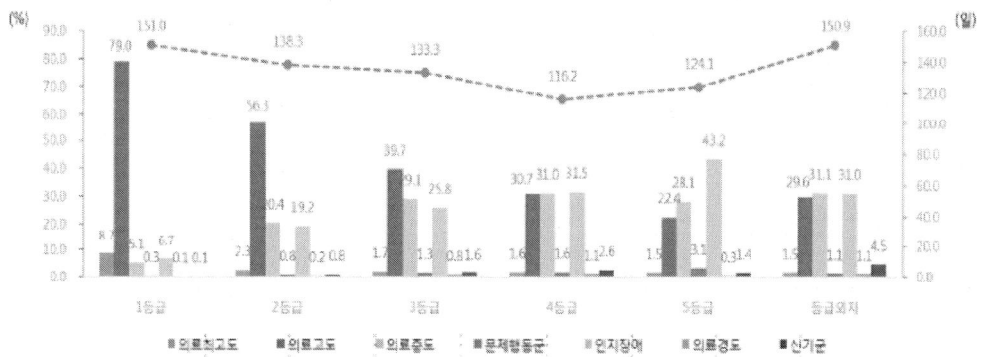

[그림 Ⅵ-10] 2018년도 장기요양등급 판정자의 등급별 요양병원
환자분류군 분포 현황과 입원건당 평균재원일수
자료: 조경희 외 (2019). 『환자 중심의 의료-요양 서비스 제공체계 구축 연구』,
국민건강보험공단

장기요양서비스를 이용하지 않고 요양병원 입원서비스만을 이용한 분율은 1등급 86.7%, 2등급 78.6%, 3등급 55.8%, 4등급 33.8%, 5등급 21.9%로 중증의 등급으로 갈수록 높았다. 장기요양등급 1~3등급자는 의료최고도나 의료고도로 입원하는 분율이 높고, 4, 5등급자가 요양병원 의료중도와 인지기능저하군으로 입원하는 분율이 높았다. 이러한 결과는 대상자의 요구도에 적합한 서비스가 요양병원과 요양시설 모두에서 적절하게 제공되고 있지 못함을 보여주는 것이며 비효율적인 이용으로 인하여 요양병원과 요양시설이 목적한 바를 달성하지 못하고 있음을 알 수 있다.

다. 의료-요양 연계 정책과제

요양병원에 사회적 입원이 존재한다는 것은 앞 절에서도 기술한 바와 같고, 요양시설에는 의료서비스가 부족하여 요양병원을 이용하는 수급자가 존재하는 이와 같은 비효율을 개선하기 위해서는 두 제도 전반에 있어 개선이 필요하다는 것이 중론이다.

대상자 중심의 의료-요양 통합서비스 제공 체계 마련하는 것이 필요하다. 거동이 어려운 장기요양 대상자가 의료서비스 이용 불편으로 인해 필요한 의료서비스를 이용하지 못하여 증상이 악화되거나 방임되는 상황을 방지하기 위해, 대상자가 생활하고 있는 곳으로 필요한 의료서비스가 전달될 수 있도록 한다. 즉, 중증 입소자의 증상 악화 방지 및 합병증 예방으로 케어의 성과를 높이고, 시설 거주를 지속적으로 지원한다. 중증 입소자의 시설 내 의료이용을 용이하게 하고 효율적 의료 이용을 통해 건강보험재정 절감에 기여할 수 있다. 장기요양 대상자가 생활하는 요양시설 및 가정 안에서 의료인에 의해 일상생활에 필요한 의료 및 간호처치를 제공받을 수 있도록 법제도를 정비하고, 시설·인력 기준과 보상체계를 마련한다. 이를 위해서는 장기요양보험에서 커버할 의료서비스 범위(의료적 필요도 수준) 설정이 중요한데 장기요양 대상자의 일상생활에 필요한 의료행위를 반영해야 한다.

대상자의 의료필요도에 맞는 적정 서비스 이용 지원 체계 구축하여야 한다. 요양병원-요양시설 간 기능 중복에 따른 이용자 혼선과 불편, 재정적 낭비 문제를 해소하기 위하여, 대상자의 의료필요도에 따른 두 공급주체 간의 역할 구분이 필요하다. 건강보험을 재원으로 하는 요양병원의 대상과 장기요양보험을 재원으로 하는 요양시설의 대상자를 의료필요도에 따라 판정, 구분할 수 있도록, 의료 및 요양 필요도의 판정 항목, 기준, 절차를 마련한다. 요양병원-요양시설 간 대상자 전원 체계가 작동할 수 있도록 퇴원계획 수립, 케어 조정 업무 등을 수행할 전문인력을 배치하고 이들에 대한 금전적 인센티브가 마련되어야 한다. 현재는 현재는 요양병원 입원기준이 마련되어 있지 않아 원하는 사람은 누구나 입원 가능하다. 요양병원 공급과잉 상태에서 요양병원이 적정 입원환자를 받고 그렇지 않은 경우를 전원하게 하기 위해서는 의료필요도가 높은 환자 중심의 가산

수가와 동시에 낮은 환자에 대한 감산 수가를 병행해야 한다. 반면 요양시설은 등급인정이라는 문지기 기능이 있으나 의료필요도가 중증인 자가 등급인정을 받은 경우 입소를 유예시키고 병원 입원을 유도할 기전이 없다. 등급판정과정에 의료필요도 기준 이상인 자에 대해 의사소견서 기능을 활용하여 병원입원 조정 등 할 수 있도록 보완이 필요하다.

에듀컨텐츠·휴피아
CH Educontents·Huepia

【참고문헌】

국민건강보험공단·건강보험심사평가원, 2019 건강보험통계연보, 2019.

국회예산정책처, 2021년도 예산안 위원회별 분석[보건복지위원회·여성가족위원회], 2020.

국회예산정책처, 건강보험 보장성 강화대책 재정추계, 2017.

건강보험심사평가원, 2021 건강보험심사평가원 기능과 역할, 2021.

건강보험심사평가원, 2020 진료비통계지표, 2021.

대한예방의학회. 예방의학과 공중보건학. 계축문화사. 2002.

대한예방의학회. 예방의학과 공중보건학. 계축문화사. 2020.

보건복지부, 2018년 국민보건계정, 2020.

보건복지부 보도자료, 제2차 기초생활보장 종합계획, 2020.

손동국·이수연·박경선·김용빈, 주요국의 건강보험에 대한 정부지원 배경과 시사점, 국민건강보험공단 건강보험정책연구원, 2019.

시민건강증진연구소, 생계형 건강보험 체납자 실태조사 및 제도개선연구, 2017.

신영석, 건강보험 재원확보 다양화 방안, 국회토론회, 2019.

이규식. 의료보장과 의료체계(제3판), 계축문화사. 2012.

이규식. 보건의료정책: 뉴 패러다임. 계축문화사. 2016

김동환, 송현종. (2013). 급성기 병원과 장기요양시설 공급이 요양병원 입원진료비에 미치는 영향: 요양병원 기능에 대한 시사점을 중심으로. 한국노년학, 33(3), pp647-659

김윤 외. (2019). 목표중심의 커뮤니티케어사업 모형과 전략개발 연구, 서울대학교.

김홍수 외. (2013). 장기요양자 표준평가도구 및 표준건강성과정보군 개발에 관한 연구, 서울대학교.

Dormont, B. *et al.*, Health Expenditure Growth: Reassessment the Threat of Aging, Health Economics, 2006;15;9, pp. 947~63.

Frenk, J. The global health system: strengthening national health systems as the next step for global progress, *PLoS Medicine*, 2010;7(1):e1000089.

Moreno-Serra R., The impact of cost-containment policies on health expenditure: Evidence from recent OECD experiences, *OECD Journal on Budgeting*, 2013.

OECD, Health at a Glance 2019.

Oliveira Martins, J. et al., Projecting OECD Health and Long-term Care Expenditures: What are the main driver?, *OECD Economics Department Working Papers*, No. 477, Paris, 2006.

Orszag, P., *The Long-Term Outlook for Health Care Spending*, Congressional Budget Office, Congress of the United States, Washington, DC. 2007.

Romer, Ml. National Health Systems of the World, Vol. 1, New York: Oxford University Press, 1991.

Wanless, D., *Securing Our Future Health: Taking a Long-Term View*, HM Treasury, London, 2013.

WHO, World Bank Group. Monitoring progress towards universal health coverage at country and global levels: Framework, measures and targets, 2014.

White, C., Health Care Spending Growth: How Different Is the United States from the Rest of the OECD?, *Health Affaires*, 2007;25:1, pp 154~61.

World Health Organization. European Observatory on Health Systems and Policies. Glossary. 2009.

Bice TW. Boxerman SB. A quantitative measure of continuity of care. Med Care. 1977;15(4):347-9.

Shortell SM. Continuity of medical care: conceptualization and measurement. Med Care. 1976;14(5):377-91.

Reid R, Haggety J, MaKendry R. Defusing the confusion: concepts and measures of continuity of healthcare. Ottawa: Canadian health Service Research Foundation; 2002.

◆ 헬스케어시스템 매니지먼트 ◆

헬스케어시스템 매니지먼트
Healthcare System Management

2021년 8월 20일 초판 1쇄 인쇄
2021년 8월 30일 초판 1쇄 발행

저 자 | **송 현 종** 著

발 행 처 | 도서출판 에듀컨텐츠휴피아
발 행 인 | 李 相 烈
등록번호 | 제2017-000042호 (2002년 1월 9일 신고등록)
주　 소 | 서울 광진구 자양로 28길 98, 동양빌딩
전　 화 | (02) 443-6366
팩　 스 | (02) 443-6376
e-mail | iknowledge@naver.com
web | http://cafe.naver.com/eduhuepia
만든사람들 | 기획·김수아 / 책임편집·이진훈 황혜영 박나영 김서린
　　　　　　디자인·유충현 / 영업·이순우

I S B N | 978-89-6356-324-4 (93510)
정　 가 | 15,000원

ⓒ 2021, 송현종, 도서출판 에듀컨텐츠휴피아

이 책은 저작권법에 따라 보호받는 저작물이므로 무단전재와 무단복제를 금지하며, 이 책 내용의 전부 또는 일부를 이용하려면 반드시 저작권자 및 도서출판 에듀컨텐츠휴피아의 서면 동의를 받아야 합니다.